Destempero

Tathy Araujo

Destempero
Quando a vida pede mais sabor

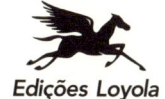
Edições Loyola

Dados Internacionais de Catalogação na Publicação (CIP)
(Câmara Brasileira do Livro, SP, Brasil)

Araujo, Tathyana Bezerra de
  Destempero : quando a vida pede mais sabor / Tathyana Bezerra de Araujo. -- São Paulo : Edições Loyola, 2018.

Bibliografia.
ISBN 978-85-15-04229-6

1. Alimentação 2. Alimentos 3. Autorrealização 4. Hábitos alimentares 5. Gastronomia 6. Mudança de vida 7. Receitas (Culinária) 8. Saúde - Promoção I. Título.

18-15644 CDD-613.2

Índices para catálogo sistemático:
  1. Alimentação e saúde : Gastronomia funcional : Mudança de vida : Nutrição aplicada   613.2

Preparação: Vera Rossi
Capa e diagramação: Viviane Bueno Jeronimo
  Fotos de Robson Fernandjes
  Ilustrações de © Trikona, © Afanasia e © anna_leni | Fotolia
Revisão: Marta Almeida de Sá

Edições Loyola Jesuítas
Rua 1822, 341 – Ipiranga
04216-000 São Paulo, SP
T 55 11 3385 8500/8501 • 2063 4275
editorial@loyola.com.br
vendas@loyola.com.br
www.loyola.com.br

Todos os direitos reservados. Nenhuma parte desta obra pode ser reproduzida ou transmitida por qualquer forma e/ou quaisquer meios (eletrônico ou mecânico, incluindo fotocópia e gravação) ou arquivada em qualquer sistema ou banco de dados sem permissão escrita da Editora.

ISBN 978-85-15-04229-6

© EDIÇÕES LOYOLA, São Paulo, Brasil, 2018

Destemperar

1 – **Proceder à destêmpera de.** 2 – *Tirar o tempero a.* 3 – *Deixar insípido.* 4 – *Desafinar (instrumentos).* 5 – *Alargar as cordas (do tambor), para tocar em funeral.* 6 – *Desconcertar, desorganizar.* 7 – *Suavizar (à força de um líquido muito alcoólico).* 8 – *Desconcertar (o ventre); causar soltura.* 9 – *Perder (o aço) a têmpera.* 10 – *Exceder-se (em palavras ou ações).* 11 – *Despropositar.*[1]

Prefixo Des = *Oposição, negação ou falta; separação.*

No livro, DEStempero tem menos de DEZ significados. O prefixo "DES" nega o excesso, faz o retorno para enxergar "a falta". Afina.

É DESconstrução. Conexão.

Destemperar pode ser um caminho para descobrir seu melhor tempero!

---

1 *Dicionário Aurélio.* Disponível em: https://dicionariodoaurelio.com/destemperar.

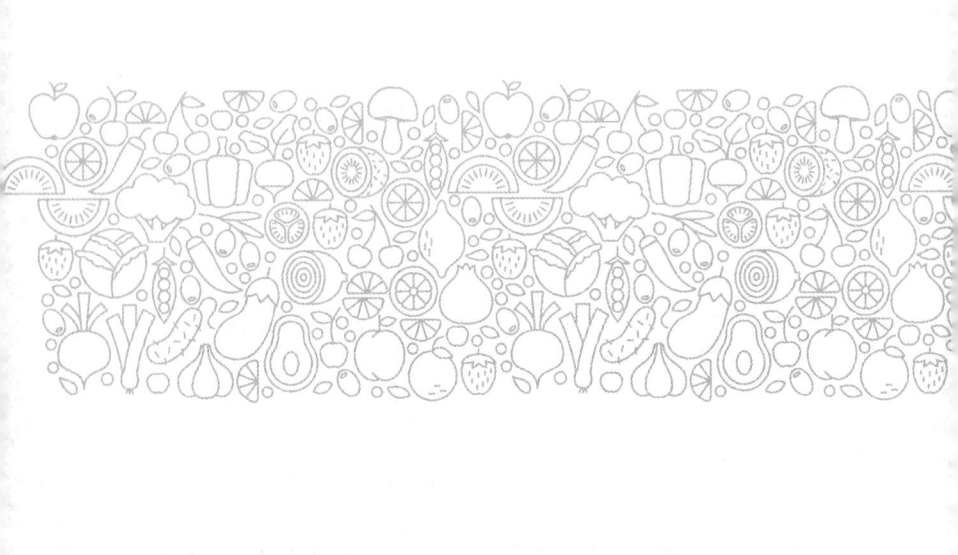

Dedicatória

A Deus pelo sal, pelo doce e pelo amargo, pelas estações da natureza e da alma, pelos recursos internos, pelas possibilidades de ir e vir, de voar e de voltar. Pela liberdade. Pelos temperos e destemperos. Pelos despertares.

À Catarina — amiga querida, que hoje adoça o céu — por nos ensinar que é possível saborear a existência em meio a grandes dessabores.

À minha amada mãe e ao meu amado pai, ao meu irmão, à minha cunhada, às minhas sobrinhas lindas, à minha sogra. À minha avó e ao meu irmão Bruno — amor eterno. Aos meus tios, primos, amigos queridos, pelo amor e pela torcida.

À Ida, fiel escudeira, pela dedicação de todos esses anos à nossa família.

Às minhas enteadas Bruna e Giulia — filhas do coração —, pelo incentivo e pela vibração.

Às queridas doutora Gisela Savioli, doutora Mara Rita Salum, doutora Bruna Andreoli e doutora Adriana Conti, por temperar estas páginas com seus talentos.

Ao amigo padre Gilson Santos e a todas as mulheres que aqui compartilham fragmentos de almas inteiras!

À doutora Patrícia Spada, pela rica colaboração textual e pelo investimento afetivo com que me acompanhou durante a produção desta obra.

À Chris, pela generosidade de uma escuta e de um olhar atentos; por topar o desafio de junto comigo desengavetar dons, abrir portas e janelas, para ver o sol nascer!

E, em especial, à Maria Clara — filha amada — e ao meu marido e companheiro Rodrigo. Vocês são meus melhores e mais valiosos destemperos, que deixam minha vida com sabor de quero mais!

Sumário

Prefácio
(Doutora Gisela Savioli)
13

Parte I

1
Desassossego
Após a meia-noite
19

2
A escuta
23
2.1 Desvendando o intestino grosso: nosso segundo cérebro
(Doutora Mara Rita Salum)
24

3
Desengavetando memórias
27

4
O parto
Primeiro despertar
31

5
O desmame
Outros "despertares"
33
5.1 Individuação
(Doutora Patrícia Spada)
39

6
Desintoxicando
41

7
Desadoçando
47

8
Desacidificando
Destemperando com limão
51

9
Desmisturando
59

10
Desencanto
Antes da meia-noite…
65

11
O caminho de volta
69

11.1 Liberdade interior
(*Padre Gilson Santos*)
70

12
Desdisblose
73

12.1 Psoríase, conceitos e preconceitos
(*Doutora Adriana Conti*)
75

12.2 Pausa interrompida…
77

13
Desafios
79

14
"Descartando"
83

15
Mise en place
91

16
Desmistificando
95

17
"Desmaquilando"
107

18
Desembarque
113

19
Descortinando
Para uma terra em transformação
117

Parte II

20
Mulheres em destempero
123

20.1 Dez-des
(*Maria Clara*)
123

20.2 Descomplicando…
(*Maria Giulia A. Gomes*)
125

20.3 Desencanando
(*Bruna L. Gomes*)
127

20.4 Descabelada
(*Beatriz Fatigatti*)
129

20.5 Desafinando
(*Gabriela de Sousa Leão Fávero*)
131

20.6 Dessalgando
(*Neide Souza*)
134

20.7 Descontraindo
(*Patrícia Castro*)
137

20.8 Desconstruindo
(*Patrícia Lima*)
138

20.9 Desprogramando
(*Adriana Lários*)
139

20.10 Desacostumando
(*Cássia Tonissi*)
141

20.11 Descompasso
(*Camila Viana*)
143

20.12 Desamarrando asas…
(*Claudia C. Pires Henares*)
145

20.13 Desorganizando para organizar
(*Claudine Barros Lacerda*)
147

20.14 Desconectando com alquimia
(*Viviane Khouzam*)
149

20.15 Descarregando – o que não vira palavra vira sintoma
(*Cinthya Dantas*)
151

20.16 Desequilibrando
(*Dinah Bugno*)
152

20.17 Desembarcando
(*Ana Cecília Baltar*)
153

20.18 Descobertas de uma mãe de três
(*Alessandra Arruda*)
155

20.19 Desgrudando
(*Renata Modesto*)
158

20.20 Desapegando
(*Scarlet Navarro*)
160

20.21 Desentristecendo com aceitação e gratidão
(*Leila Botini*)
162

20.22 Desbravando emoções
(*Isabel Fávero*)
163

20.23 Desaprendendo para re-aprender
(*Ivone Regina Scatolin Serra*)
164

20.24 Desistindo de ser "DEZcontente"
(*Fabiana Stefani*)
166

20.25 Despadronizando
(*Denise Melo*)
168

20.26 "Desenlouquecendo"
(*Renata Ribeiro*)
170

20.27 Desintoxicando
(*Beatriz Pires*)
171

20.28 Desconectar para conectar
(*Eliane Contreras*)
172

20.29 "DESpatriando" para encontrar-se
(*Michelle Queiroz*)
174

20.30 Desconexão com alquimia
(*Viviane Fatigatti*)
175

20.31 Desentupir para produzir
(*Maritânia de Souza Silva*)
178

20.32 Desfragmentando...
(*Telma Florêncio*)
182

20.33 Destemperando a trilogia *compliance* x família x cozinha
(*Rosi Vuolo*)
183

20.34 Desazedando
(*Virgínia Bartholomei*)
184

20.35 Desacelerando... a vida precisa de pausas
(*Fabíola Simões*)
185

20.36 Desfecho
(*Doutora Patrícia Spada*)
187

21 Homem também destempera...
(*Rodrigo Joaquim*)
189

22 Temperando...
195

Referências bibliográficas
199

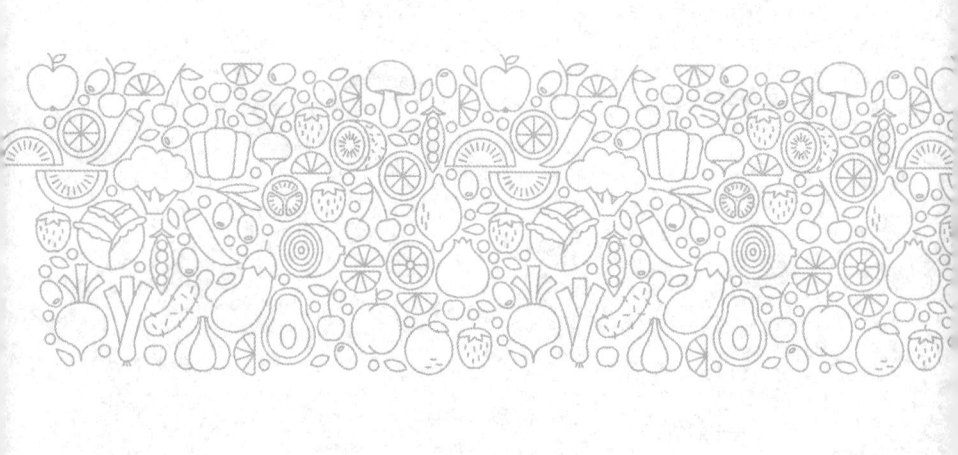

Prefácio

Ser mulher no século XXI não é uma tarefa nada fácil. Desejamos ser bem-sucedidas em todos os setores das nossas vidas. Desejamos ser profissionais bem formadas e expressivas no ambiente de trabalho que escolhemos e que consequentemente nos trará independência financeira. Desejamos encontrar o homem dos nossos sonhos e com ele constituir uma família.

Quando solteiras, damos conta de muitas dessas metas, principalmente no tocante ao empenho para alcançarmos nossos objetivos profissionais. Muitas vezes, durante esse trajeto, encontramos a pessoa ideal, que pode até estar trabalhando ao nosso lado, e formamos então um casal, compartilhando metas e sonhos.

Contudo, por mais realizadas que estejamos nessas duas áreas, queremos formar uma família, mas, quando chegam os filhos, o cenário todo muda... principalmente para nós, mulheres.

Não é fácil dar conta de tudo e de todos, e, ainda que tenhamos maridos parceiros, carregamos em nossas mitocôndrias a ancestralidade de uma Eva que nos carrega de culpa e que nos aponta o dedo, com uma lente de aumento a todo instante.

Essa cobrança que nós, mulheres, fazemos, entre nós mesmas, faz com que, muitas vezes, uma genética adormecida venha à tona pelo gatilho do estresse, e então as coisas começam a complicar. Costumo dizer que, quando nós não paramos, Deus nos para a fim de que coloquemos a casa em ordem.

Com um jeito que é só seu, de se expressar, de falar e de escrever, Tathyana Araujo conta como iniciou sua trajetória, inicialmente árdua, para equilibrar cada uma das áreas da sua vida.

Não queria apenas contar, mas queria dividir tudo de bom que lhe havia acontecido. Pessoas generosas são assim: gostam de compartilhar tudo que para elas foi bom. E ser generosa é também dar espaço para outras pessoas (a maioria, mulheres) contarem suas experiências.

Neste livro você encontrará o depoimento sincero e profundo de uma mulher que sentiu a necessidade concreta de mudança em todos os segmentos de sua vida.

Foi uma verdadeira metanoia numa sociedade onde prevalece o comodismo e a praticidade, mas cujo preço Tathyana não queria mais pagar. Nem para si, nem para sua família.

Seus valores e sua sensibilidade são apresentados ao longo dos capítulos permeados de outras histórias, consolidados por pesquisas e receitas, de forma que a empresária se transmuta em uma apaixonada pela cozinha e descobre um novo universo, desta vez realmente saudável, onde consegue contagiar os que estão a sua volta.

Esta é uma viagem interessante que nos leva à reflexão sobre o que é mais importante em cada uma de nós, pois nos coloca diante não apenas de uma variedade, mas de uma complexidade que é o ser mulher.

Doutora Gisela Savioli [1]

---

1 Nutricionista clínica funcional e fitoterapeuta, é também escritora e jornalista. Foi a nutricionista responsável pela visita do Papa Bento XVI e sua comitiva por ocasião da V Conferência dos Bispos da América Latina e do Caribe, em Aparecida (SP). É graduada pelo Centro Universitário São Camilo, com especialização em saúde da mulher no climatério pela Faculdade de Saúde Pública da USP, pós-graduada em Nutrição Clínica Funcional e Fitoterapia pelo CVP-Unicsul, e graduanda do *Applying Functional Medicine in Clinical Practice* pelo *Institute for Funcional Medicine*. É membro do Instituto Histórico e Geográfico de São Paulo. Autora dos livros: *A filha da fé*; *Tudo posso, mas nem tudo me convém*; *Escolhas e impactos – Gastronomia funcional*; *Alimente bem suas emoções*; e *Desafio do bem – 30 dias* (todos publicados pela Loyola). Apresenta o Programa Mais Saúde, de segunda a sexta, ao vivo, das 12h às 13h, pela Rádio América, e para todo o Brasil pela rede Canção Nova de Comunicações. Também apresenta o Programa Mais Saúde na TV Canção Nova, que é exibido todas as segundas-feiras, às 10h30, e reprisado às sextas-feiras, às 13h.

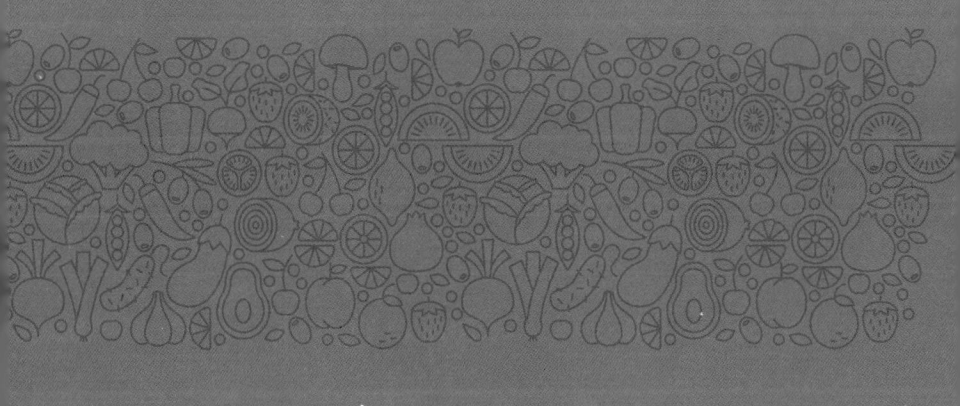

Parte I

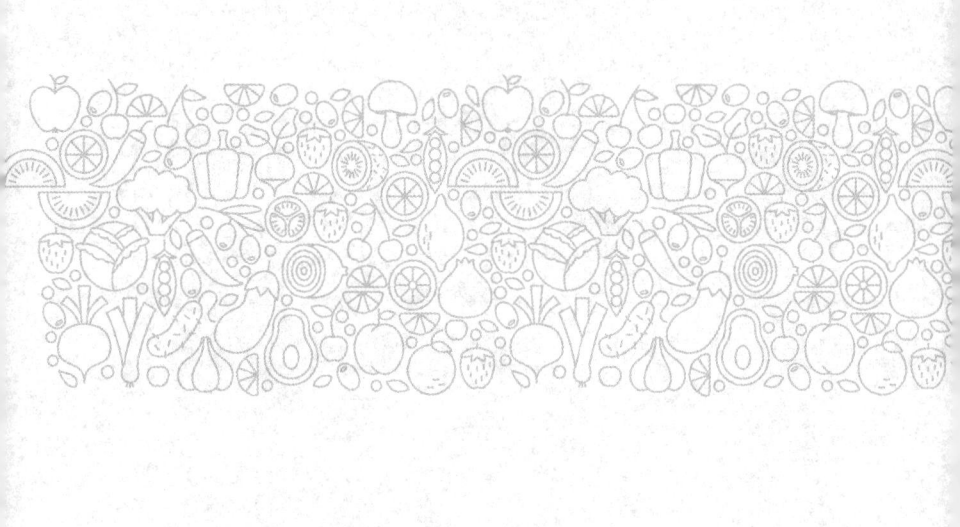

1
Desassossego

Após a meia-noite

Passava da meia-noite, todos dormindo, silêncio em casa. E eu ali, na cozinha, barulho dentro de mim. Algo não estava bem. Mas o que poderia ser? De onde vinha a inquietação? Estaria faltando algo? Ou sobrando algo? Levava uma vida como a maioria das mulheres: rotina frenética, dando conta do trabalho, dos afazeres da casa, da família, era uma exímia fazedora e cuidadora. Excelente executiva dos diversos papéis, e, muitas vezes, orgulhosa de mim, subi ao "pódio de Mulher nota Dez"! Parecia tudo tão encaixado, o que se passava, então? Chorei. Não sabia ao certo por quê. Lembrei-me de que havia muito tempo que não chorava, chorar era sinal de fragilidade para uma "Mulher nota Dez". Percebi que raramente me utilizava desse recurso; o choro é divino, *descortina* nosso olhar!

As infinitas inquietações que assolam a mente podem ser muito estruturantes e nos levar a uma vida melhor. A intimidade com a qual acessamos nossos sofrimentos, angústias, conflitos e ambiguidades nos transforma em observadores qualificados de nós mesmos, protagonistas de nossas vidas e donos de nossas escolhas (SPADA, 2005, 21). Em meio a perguntas e choro, eu organizava ingredientes na cozinha. Movida pelo desejo de algo novo. **Novo? Ou antigo?** Criar uma nova receita? Ou reproduzir? Nunca fui boa cozinheira, desse ponto ao menos não dei conta, não o fiz caber na rotina. Então, por que estaria eu na cozinha? Logo ali, sem muita afinidade com o ofício. Havia alguns anos, eu desenvolvera intolerância à lactose[1] e, na época, não tinha conhecimento sobre o assunto, era pouca a oferta de informa-

---

[1] Segundo dados de uma pesquisa do Datafolha, no Brasil 35% da população com idade acima de 16 anos — cerca de 53 milhões de pessoas — relata algum tipo de desconforto digestivo após o consumo de derivados de leite. A lactose, conhecida como o açúcar do leite, é um dissacarídeo composto de uma molécula de glicose e uma de galactose que é hidrolisado pela enzima intestinal lactase, que libera seus componentes monossacarídeos para absorção na corrente sanguínea. Na ausência dessa enzima, a lactose é fermentada no cólon, causando desconforto abdominal. Ocorre no lúmen intestinal um aumento da pressão osmótica, retendo água e aumentando o trânsito intestinal, resultando em fezes amolecidas e diarreia, entre outros sintomas gastrointestinais como flatulências, dor e distensão abdominal. Não é definida a quantidade de lactose que causará sintomas, isso varia de indivíduo para indivíduo, dependendo da dose de lactose consumida e do grau de deficiência de lactase. Denomina-se intolerância alimentar qualquer resposta anormal do organismo mediante a ingestão de um alimento sem que haja uma resposta imunológica. Nesse sentido, a intolerância à lactose nada mais é que a diminuição da atividade da enzima lactase, reduzindo a capacidade de hidrolisar a lactose. Entre a população adulta no mundo, há uma estimativa de que 65% das pessoas estão em um grupo que apresenta os sinais e sintomas de má digestão da lactose. No mundo, mais de 50% dos adultos são intolerantes à lactose, e estudos informam que a intolerância devida à má absorção é muito mais frequente em negros do que em brancos. O tratamento consiste basicamente na exclusão de produtos lácteos da dieta. A terapia de reposição enzimática com lactase exógena, obtida de leveduras e de fungos, pode ser uma estratégia para a deficiência primária de lactose. Esses preparados comerciais de "lactase", quando adicionados a alimentos ou ingeridos com refeições que contêm lactose, têm a capacidade de reduzir os sintomas. Porém esses produtos não são capazes de hidrolisar completamente toda a lactose da dieta com resultados diferentes em cada paciente. Evitar o consumo de leite e derivados ainda é o melhor tratamento; também trocar o leite animal pelo vegetal pode ser um ótimo promotor de saúde.

ção e de produtos adequados para intolerantes à lactose. Meus sintomas eram desconforto abdominal, estufamento, inchaço no corpo, diarreia e enxaqueca. Peregrinei entre médicos e nutricionistas, entre retirada e reintrodução de produtos lácteos, resisti à mudança de hábitos, mas esta foi inevitável. Precisava de qualidade de vida. Mas e o meu amado *cappuccino*? Viver sem chocolate? Queijo de coalho? E a cartola? Como boa pernambucana, minha sobremesa preferida era cartola, feita com banana, queijo de manteiga, açúcar e canela. O que dizer do bolo de rolo? Muitos o conhecem como rocambole, mas não é! O bolo de rolo é único, com finas fatias, quase fundidas entre elas e a goiabada.

Como fazer estrogonofe, molho branco, brigadeiro, bolos, tudo sem leite e derivados? Muitos ingredientes eram novidade para mim. Alguns preparos desandavam e outros funcionavam. Após retirar totalmente os produtos lácteos da minha dieta, senti melhora considerável da digestão e desinchei visivelmente. Porém logo veio novo processo inflamatório, com os sintomas anteriores somados a placas na pele, que surgiam gradativamente. Lá fui eu consultar mais médicos e fazer uma nova bateria de exames. Diagnóstico: disbiose (ver p. 24 e 25) e psoríase (ver p. 75). Nesse ponto, eu estava com sensibilidade a glúten, milho e ovos.

Diante desse cenário, tive de me reinventar. Fui além do tratamento, pesquisei, estudei e principalmente me observei. Entendi que temos aspectos individuais também na digestão. Não somos o que comemos, mas o que absorvemos. O que me faz mal ou bem não necessariamente o fará para outra pessoa, e vice-versa.

Como atender às minhas necessidades nutricionais? E o meu paladar, como adaptá-lo? Eu não enxergava muitas possibilidades além de um plano alimentar megarrestrito e sem sabor. Por onde começar?

O ideal seria cair do céu um manual daqueles com ilustrações passo a passo: coma isso, prepare assim ou assado e sua digestão será DEZ! A realidade é bem diferente, não existe manual, e o único consenso é de que nossa digestão é individual. Assim como tudo em nós, somos únicos! E é possível uma digestão DEZ? Sem falhas, sem faltar ou sobrar algo?

O corpo falava sobre os excessos e as faltas de uma alimentação inadequada; falava sobre a necessidade de desconstruir uma rotina. Excedia no trabalho, faltava qualidade na relação com minha filha; excedia no doce e sobrava inflamação, inchaço; excedia numa relação de trabalho com meu marido e sócio, faltava qualidade no casamento; entre excessos e faltas, se fazia urgente buscar equilíbrio. Corpo e mente me acionaram. O que fiz?

2
A escuta

Aprendi bastante "escutando" meu intestino. Você deve estar se perguntando: "o que o intestino tem a ver com isso?". Ele já é reconhecido como nosso segundo cérebro. São incontáveis habitantes no seu interior, em constante busca de equilíbrio, que constituem a microbiota (antigamente chamada de *flora intestinal*). Esta é formada por bactérias boas e ruins, time do bem e time do mal. E mais: um percentual de bactérias "joga no time de quem estiver ganhando", ou seja, se fortalecermos o time do bem, teremos adesão de inúmeras outras bactérias promovendo imunidade. E, se dermos força ao time do mal, ele derrubará nossas defesas e doenças se instalarão. O desequilíbrio está no aumento de bactérias ruins. Exatamente meu diagnóstico.

Podemos imaginar, como elucida o livro *Tudo posso, mas nem tudo me convém*, da doutora Gisela Savioli, nosso intestino como uma "zona de guerra": "exército" do "bem-estar" e "exército" do "mal-estar" em conflito diário.

E o que podemos fazer?

Possuímos armas contra o "exército do mal". Primeiramente, a maior de todas elas, temos cérebro! Mas só ele não basta. Precisamos de boa vontade e dedicação para servir ao "exército dos mocinhos" (SAVIOLI, 2016).

Nós alimentamos a microbiota mediante as escolhas que fazemos.

Pensei: "Dentro de mim há bactérias boas, ruins e um time pronto para 'tomar partido'; dentro de mim há essência, dons, talentos, porção boa e má, história, vivências, tudo aqui, pronto para 'jogar a favor'". Bastava escolher alimentos que fortalecessem o meu intestino e minha alma. Para isso, eu precisava saber o que me fazia bem e o que fazia mal, o que causava a disbiose, e realizar uma verdadeira "**des**disbiose" intestinal e emocional.

2.1 Desvendando o intestino grosso: nosso segundo cérebro

Por doutora Mara Rita Salum[1]

Costumo dizer que o intestino é nosso órgão mais "neurótico", pois gosta de rotina – rotina alimentar, rotina de horários, rotina de exercícios físicos, rotina de descanso e até rotina de emoções.

É evidente que a rotina nem sempre consegue ser mantida de forma tão equilibrada, pois fazem parte da vida as oscilações nesses vários aspectos. A arte de conhecer o jogo da vida é surfar nos altos e baixos buscando sempre o equilíbrio. Com o nosso intestino, temos de buscar o equilíbrio alimentar tanto na seleção como na quantidade do que ingerimos, respeitando horários e intervalos. O intestino saudável é o que mantém, em última instância, o equilíbrio da flora intestinal.

E como se perde o equilíbrio da flora intestinal? De várias maneiras:

---

[1] Membro titular da Sociedade Brasileira de Coloproctologia, mestra em Gastroenterologia Cirúrgica pela Unifesp (Escola Paulista de Medicina), *international fellow* da American Society of Colorectal Surgeons, ex-*fellow* da Cleveland Clinic Florida.

- Por meio de alergias e intolerâncias alimentares.
- Com o uso de medicamentos que alteram o ambiente intestinal, como laxantes, remédios para o estômago e principalmente antibióticos.
- Por meio de inflamações intestinais de origem infecciosa (parasitoses, infecções agudas de origem viral ou bacteriana) ou inespecíficas (doença inflamatória intestinal).
- Por meio de doenças de outros órgãos e alterações hormonais que podem afetar o intestino.
- Por meio de fatores emocionais. Entre estes, o principal é o estresse, seja o do dia a dia, inerente ao estilo de vida, seja em picos por motivos extraordinários como luto, desemprego, divórcio etc. No entanto, devemos nos lembrar de que emoções positivas também podem gerar ansiedade. Poderíamos citar como exemplo a véspera do nosso casamento ou de uma viagem de férias.

A perda do equilíbrio da microbiota denomina-se disbiose. Essa condição representa o excesso de bactérias "ruins" em detrimento das "boazinhas". A disputa por espaço dentro do intestino resulta em comprometimento da imunidade tanto local como sistêmica em outros órgãos. Um sinal da disbiose pode ser o aparecimento de infecções oportunistas, principalmente causadas por fungos e vírus. O desconforto abdominal com produção exagerada de gases gera quadros de dor de variável intensidade. Quando muito fortes, as dores abdominais podem requerer visitas ao pronto-socorro em virtude de suspeita de condições mais graves como apendicite, diverticulite aguda, dores no estômago ou até dificuldade para respirar e dores no peito. Por um lado, os exames realizados na emergência que não apresentam alterações tranquilizam o paciente e seus familiares, mas, por outro, são um tanto quanto frustrantes, por não justificarem os sintomas do doente. Depois de algumas crises decorrentes da disbiose, o portador das bactérias ruins entra num circuito de ausência de bem-estar que gera ansiedade, que, por sua vez, gera estresse emocional, piorando, por fim, ainda mais o estado do intestino, nosso segundo cérebro. Se o indivíduo tiver predisposição para algum distúrbio psiquiátrico como depressão ou síndrome de pânico, o desconforto abdominal constante pode representar um gatilho para o aparecimento de tais condições. Há intestinos mais e outros menos sensíveis a todas essas influências. As pessoas que manifestam claramente alterações do funcionamento intestinal causadas por um ou mais desses fatores têm como hipótese diagnóstica a Síndrome do Intestino Irritável.

A regularidade do hábito intestinal pode se perder com lentidão do trânsito, causando fezes mais endurecidas, evacuações menos frequentes e com mais dificuldade. Por outro lado, pode ocorrer aumento do número de evacuações com perda da consistência das fezes, muitas vezes acompanhada de dores abdominais e distensão com produção exagerada de gases e de barulhos.

A ajuda do médico nesta situação de perda do padrão de funcionamento intestinal é muito importante não só para o diagnóstico da Síndrome do Intestino Irritável e de seu adequado tratamento, mas também para a identificação de outras doenças. É interessante salientar que o mau funcionamento do intestino grosso resulta em inadequado processamento das fezes, porém não ocorrem deficiências nutricionais diretamente relacionadas ao quadro. A função de absorção de nutrientes da dieta é feita basicamente no intestino delgado, que, na Síndrome do Intestino Irritável, não é acometido. O emagrecimento com repercussão geral, quando ocorre, pode ser consequência da dieta restritiva que o paciente adquire por causa do medo de não se sentir bem após a ingestão de determinados alimentos.

O fundamental é notar sintomas ditos de alarme como alteração do funcionamento intestinal com afilamento das fezes com ou sem a presença de muco ou sangue, insatisfação com a evacuação, sensação de vontade de evacuar mais frequente e aumento ou diminuição do número das evacuações não associado a mudanças na dieta. Nessa situação, deve-se procurar ajuda para se descartar problemas mais sérios como inflamações intestinais e até mesmo doenças malignas. Quando, mesmo com a rotina mantida, perder-se o equilíbrio, deve-se consultar o médico.

3
Desengavetando memórias

Naquele dia na cozinha, enquanto todos dormiam, eu quebrava o silêncio abrindo armários e gavetas. Via o que tinha disponível de ingredientes e escolhia utensílios, queria criar algo. Ainda não sabia o quê. Dentro de mim, uma indústria de pensamentos, produção de observações a todo vapor. Desengavetei memórias, muitas memórias! Buscava entender, enxergar o que fermentava minha digestão e o que traria calma ao coração.

Recordei-me de uma infância com maus hábitos. Época em que se comia sem restrições bolacha recheada, enlatados, gorduras ruins. Estar acima do peso era sinônimo de saúde; o magro era visto como desnutrido ou doente; era bonito ser "fofinha".

Quando jovem, fui adepta das mais variadas e famosas dietas, vivia no "efeito sanfona". Adulta, mantive esse padrão e conheci o Rodrigo, meu marido, com costume alimentar parecido e histórico de taxas alteradas. Comíamos *fast-food*, *junk food*. McDonald's, por exemplo, era parada obrigatória semanal com as minhas enteadas Bruna e Giulia. Eram tão pequenas e já compartilhavam nossos maus hábitos.

Eu e Rodrigo nos mudamos para São Paulo em 2006, a trabalho. Imaginem que caímos de cabeça numa rotina ainda mais agitada e descobrimos o melhor chope e o melhor pão das nossas vidas. O que estava ruim piorou muito!

Em 2008 nasceu a nossa filha Maria Clara. Ainda durante a gestação, tive as primeiras preocupações com minha saúde. Além das orientações médicas, buscava mais informação em livros e revistas. O que comer? Quais alimentos poderiam trazer benefícios e quais alimentos não os trariam? Descobri que a cafeína causa aceleração cardíaca. Então, cortei refrigerante, café, chocolate. Também controlei meu consumo de açúcar e sal, e me preocupei, claro, com o ganho de peso.

Outras dúvidas e alguns medos me tomavam: amamentar dói? Como dar banho, trocar fralda? Eu não tinha nenhuma experiência. Com as crianças da família, pouco me habilitei a limpar-lhes quando evacuavam. Era a tia para brincar, para passear.

Um ponto do qual também eu não tinha noção era o afastamento do trabalho pela licença-maternidade. Iria me adaptar?

Os últimos três meses de gravidez foram de muita energia, e me doei com carga total ao trabalho; parecia que as coisas não aconteceriam na mesma velocidade se eu não as estivesse conduzindo, fazendo. Deixei tudo organizado, planejamentos de venda, equipe etc. Foram muitos dias excedendo o horário de expediente. Perto da meia-noite, com as pernas inchadas, preparava "meu setor" para ter desempenho nota "DEZ".

Nas últimas semanas, por ordem médica, precisei desacelerar. Estava com pouco líquido amniótico[1] e foquei nos cuidados necessários. Porém, desacelerei de um lado e acelerei do outro: finalizar a mala da maternidade, detalhes do quarto da Maria, lembrancinhas, família chegando de Recife, escolha de babá...

---

1 Líquido amniótico é o fluido que envolve o embrião e o protege de choques mecânicos e térmicos.

Ufa! Parece que dei conta de tudo! Aos outros, ao menos parecia. Ouvi comentários do tipo "como você consegue dar conta de tanta coisa?". Eu até estranhava, talvez por achar que sempre caberia mais, "era" incansável!

Chegado o grande dia, família reunida, casa preparada para todos e em especial para receber a mais nova integrante!

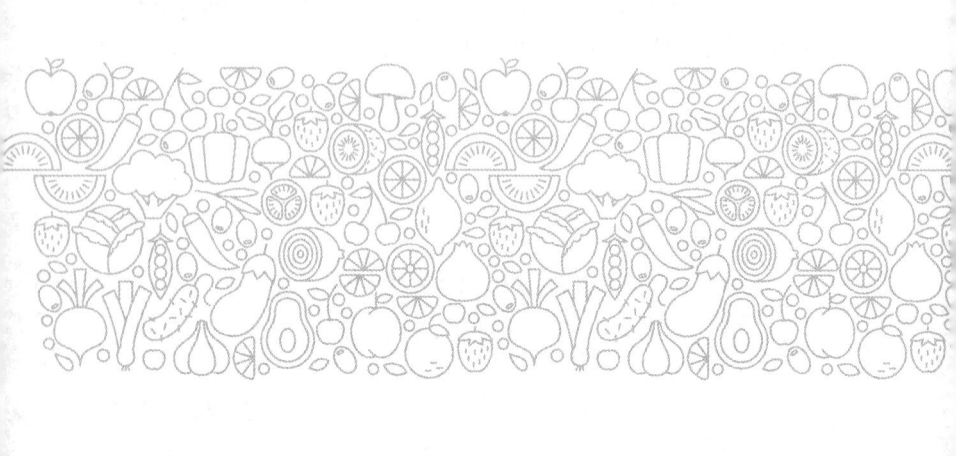

4
O parto

Primeiro despertar

Fissurada por agenda, horários, demandas, reuniões, agendei o parto. Não poderia ser diferente, pois era difícil lidar com a indefinição de uma data, aguardar o ciclo natural, esperar contrações, sentir dores — o que escrevo neste parágrafo tem um tom de crítica, e é bem verdade que me culpei, mas hoje me acolho na certeza de que fiz e desfiz tentando acertar. Admirava a coragem de amigas que optavam pelo parto normal, mas ao mesmo tempo não compreendia a escolha; via a cesariana como um método rápido e quase indolor. E a cicatriz da cirurgia? Seria pequena e discreta. Quanta evolução da medicina! Faltou considerar os benefícios do parto natural para mãe e bebê. "**Mas**" muito "**mais**"[1] me encantava a velocidade, a ideia de que o tempo de espera é encurtado e, portanto, "mais" bem aproveitado.

---

1 Nota sobre "MAIS" e "MAS". Há o "mais" que excede, mas há o que agrega; há o "mas" que aponta o dedo, culpa. Mas há o que pondera, constrói: "Gostaria de ter corrido menos, curtido mais. Errei. Mas dei o meu melhor naquele momento. Hoje me aproximo mais do ser humano que desejo ser!".

Hora do nascimento. Eu, turbilhão de emoções. Rodrigo com um terço na mão. Meu irmão Allan registrando cada momento. Lá fora, avós esperando ansiosos e uma turma de amigos. De repente, a euforia das médicas, o pai chorando de alegria, meu irmão cortando o cordão umbilical e eu ansiosa para vê-la. Ela chora. Vozes: — Tathy, ela é linda, tão cabeluda, a cara do pai... Até que enfim, nos meus braços, ela. Sem relógio, sem pressa. Aquele rostinho, corpinho, tão linda. Momento inesquecível. Emoção indescritível. Nós duas éramos o tempo. Transformação. Virei "mãe leoa". Instintivamente, me grudei nela. É minha! Dei o peito, nem pensei se ia doer, transbordava de amor e de cuidados.

É pela boca que se dá nosso primeiro contato com o mundo. Por meio do seio da mãe, as sensações e percepções vão, gradativamente, se transformando em algo mais abstrato e simbólico, ou seja, nas emoções (SPADA, 2005, 3).

O instinto materno estava em mim. Lembrei-me de quando eu, bem pequena, queria ser médica pediatra por influência do meu pai, que é pediatra, e pelo fato de eu sempre ter gostado de crianças. Cresci e me distanciei desse desejo. Segui outros caminhos: herdei da família materna dons manuais e comecei a pintar, fazer artesanatos, bijuterias. Vendia tudo na época de faculdade, e aí descobri mais uma aptidão, tinha veia comercial. Esse universo combina com proatividade, criatividade, agilidade, pensamento rápido. Então, desde cedo, iniciei uma rotina dinâmica e de poucas horas de sono. Queria aproveitar o tempo; produzir me dava prazer. Com o passar dos anos, enveredei "definitivamente" para o mundo dos negócios, abandonando as atividades que envolviam dons artísticos. Canalizei minha sensibilidade para gerar vendas e resultados.

Naquele dia, com a Maria Clara nos braços, saí por instantes dos diversos papéis, da correria. Sem calcular o início nem o fim, sem metas, vivi o momento presente. Senti-me intimamente próxima do mistério da criação e do Criador. Algo novo acontecia. **Novo ou antigo?** Um despertar de essência. Estava no caminho do meio, nem no início, nem no fim. Serena e feliz.

5
O desmame

Outros "despertares"

Quem criou a frase "Ser mãe é padecer num paraíso!" deve ter vivido a maternidade. Padecer num paraíso... É bem por aí.

Como mãe, despertei para o amor incondicional e sofri transformações que desengavetaram potências e capacidades para enfrentar os desafios da nova rotina.

Precisava dar conta de:

1. administrar mamadas;
2. administrar babá;
3. administrar a casa;
4. soninho;
5. preparo do banho;
6. higienização dos utensílios, das roupinhas;
7. me alimentar bem;
8. ingerir líquidos o suficiente para garantir produção de leite;

9. "decifrar" os choros — "O que ela quer dizer dessa vez? Não é fome. Será cólica?";
10. manter a calma — "Jamais se desesperar!";
11. trocas de babá;
12. idas à pediatra;
13. descansar — quase nunca!;
14. marido — muitas vezes, sem espaço para atuar, eu fazia!;
15. salão — esqueci o caminho;
16. e assim por diante...

Tinha de ser mais do que DEZ, muito mais! Absorvida pelo "sargento interior", eu me desdobrava em fazer melhor e mais, com a agenda superlotada e com a sensação de nunca estar à altura. Qualquer item retirado da lista de tarefas gerava sensação de perda de tempo.

Ninguém para me ajudar? Vieram mãe, sogra, além de, claro, meu marido a postos. Todos aguardavam minhas "ordens". Parece louco, mas foi assim: eu não queria que ninguém desse o banho, trocasse a fralda ou fizesse o bebê arrotar. Já era excelente ajuda ficarem com minha filha enquanto eu me ocupava dos outros afazeres.

Ao menos nos permitimos bons momentos a duas. Cuidava para que os vinte minutos de mamada fossem apenas entre mãe e filha. Também no banho e no soninho, tentava proporcionar o melhor ambiente. Sem pressa, mas com hora marcada para começar e terminar. E, sem descanso suficiente para corpo e mente, fazia dos momentos com a Maria o meu descanso.

Até que um dia me peguei cochilando enquanto amamentava. Despertei com o leite jorrando no rostinho dela. Depois do susto — rimos até hoje do fato —, pensei nos riscos e reorganizei a rotina delegando atividades. Fui "desmamando" aos poucos da sensação de que só eu executaria bem. E se o outro fizer, o que tem de mais ou de menos? Não pode o outro fazer melhor do que eu? Tinha de ser Dez? Poderia ser 8? 3? 1? Parece tão simples, porém minha "alma fazedora" relutou e sofreu por ter de desapegar. E desapegou pouco, mas comemoro esse início! Passados cinco meses, tudo já havia "entrado no trilho". Hora de voltar ao trabalho. Como encaixar? O trem estava por descarrilar. Precisava "rapidamente" mudar a dinâmica da casa, adaptar a rotina da Maria, manter o funcionamento nota DEZ. Nesse tempo de licença-maternidade, aprimorei o "ser supermãe". Dar conta de mais essa mudança era "fichinha". Quase transformada numa "mulher maravilha", voltei às atividades profissionais. Em pouco tempo, me encontrava mergulhada em metas e resultados.

Maria já havia desmamado, teve forte refluxo, e passei a complementar sua alimentação com leite antirrefluxo. Entramos na fase das frutinhas e das papinhas, e eu quase entrei em desespero, pois cozinhar não era meu forte. Segui as orientações da doutora Luciana Chieffi — pediatra, amiga e amada — e me aventurei no preparo das comidinhas.

Veio aí uma grande descoberta: tempero pronto[1] é altamente nocivo! Como assim? Eu não fazia um arroz sequer sem

---

1   Atualmente, encontramos nas prateleiras de supermercados uma infinidade de temperos industrializados, como caldos em cubos/tabletes de carne, galinha, legumes, tempero pronto para o arroz, feijão, realçadores de sabor, temperos em pastas, molhos prontos, todos considerados alimentos ultraprocessados, segundo o Guia Alimentar para a População Brasileira. Observe a lista de ingredientes de um caldo de carne, por exemplo: sal, gordura vegetal, amido, açúcar, alho, cebola, extrato de carne (carne bovina), salsa, louro, pimenta vermelha, gengibre, cúrcuma, realçadores de sabor glutamato monossódico e inosinato dissódico, corantes caramelo III, urucum e aromatizantes. Destaques dessa composição: 1. O excesso de sódio sobrecarrega os rins, aumenta a pressão arterial e causa hipertensao. Lembre-se sempre de que o sódio está presente em vários alimentos de forma natural (sódio intrínseco). 2. Os corantes, naturais ou sintéticos, podem causar alergias, câncer, entre outros males à saúde. 3. O GMO — glutamato monossódico — é um realçador de sabor que afeta, principalmente, as células nervosas, causando alto grau de toxicidade, podendo acionar ou piorar disfunções de aprendizagem, Mal de Alzheimer e Mal de Parkinson. Alguns estudos também mostram que pode causar obesidade. Temperos industrializados viciam nosso paladar e nosso cérebro; desacostumamos com o sabor real dos alimentos.

"isso". Como dar sabor, então? Tinha o perfil de quem levava uma vida prática, corrida e sem afinidades com a cozinha.

> **Dica da Nutri**
>
> Conhece o **Método BLW**? BLW = Baby-Led Weaning, que significa "desmame guiado pelo bebê" ou "introdução alimentar guiada pelo bebê" (consulte sempre seu médico).
>
> Trata-se de um método de introdução alimentar na forma de sólidos. A ideia é dar ao bebê o alimento em sua forma integral, em pedaços grandes, para que ele possa pegá-lo para lamber, chupar e comer o quanto quiser.
>
> A relação disso com o desmame, conforme o termo em inglês, é que, ao aprender a comer naturalmente e escolher quando, quanto e como quer comer, o bebê vá, sozinho, decidindo por mamar menos até chegar ao desmame completo e natural.
>
> Bebês que se alimentam sozinhos parecem aceitar uma grande variedade de alimentos. Isso acontece, provavelmente, porque eles podem aproveitar muito mais do que apenas o sabor dos alimentos — eles experimentam as texturas, cores, os tamanhos e formatos. Para completar, oferecer alimentos separadamente ou de um jeito que eles possam separá-los permite que eles aprendam sobre diferentes sabores e texturas.
>
> A amamentação exclusiva é recomendada durante os primeiros seis meses do bebê. O aleitamento materno em livre demanda é a preparação ideal para a autoalimentação com alimentos sólidos. Bebês amamentados têm seu próprio ritmo de alimentação, e, na verdade, é impossível forçá-los a fazer diferente! Eles também controlam sua própria alimentação e a ingestão de líquidos, uma vez que decidem sozinhos quanto tempo deve durar cada mamada. E, como o leite materno muda de sabor de acordo com a alimentação da mãe, o aleitamento prepara o bebê para diferentes gostos.
>
> Siga sempre orientação médica.

Sal verde

Tempero pronto? Faça o seu!

INGREDIENTES
1 cebola
4 dentes de alho
4 colheres (sopa) de azeite
3 maços de temperos verdes (sugiro salsa, manjericão e cebolinha)
300 g de sal marinho

Você sabia?
A cebola é anti-inflamatória e auxilia na cura dos resfriados e da tosse. Aproveite as cascas para chá. Ferva pedacinhos de casca de cebola e coe.

Modo de preparo
Bata todos os ingredientes no liquidificador, exceto o sal. Vai formar uma pasta, agregue, com uma espátula, o sal e congele em forminhas de gelo ou vidrinhos.

DICA: Mantenha uma porção na geladeira para usar sempre que precisar. É prático, saboroso e saudável!

Dica da Nutri
As ervas são fontes de vitaminas e de minerais; destaque para a salsinha, riquíssima em vitamina C.

Segui à risca as receitas, formas de preparo, variações de ingredientes. Sem temperos artificiais, passei a usar produtos naturais como cebola, alho, cheiro-verde. Assim, Maria já iniciava sua vidinha experimentando bons ingredientes, promotores de saúde e de um paladar adaptado ao que é bom e que faz bem. Consequentemente, realizávamos algumas mudanças na família. Passamos a variar os alimentos, as frutas e os legumes. Comecei a procurar receitas descomplicadas e rápidas, claro.

Após o desmame, voltei a tomar refrigerante. Mas nunca deixei minha filha tomar. Decidi parar definitivamente, pois precisava dar o exemplo. Apesar de não adoçar os suquinhos da Maria, eu tomava café com adoçante artificial[2], apenas com o intuito de não engordar. Interrompi o consumo assim que me inteirei dos riscos desses produtos. Passei a adoçar com açúcar demerara (ver capítulo 7, p. 47). Num processo evolutivo, fomos efetuando pequenas e importantes trocas na alimentação.

Em paralelo, vivíamos tentativas frustradas de chegar mais cedo em casa para jantar em família. A filha crescia e cresciam também as demandas, culpas e desculpas. Entrei novamente nas cobranças e nos desdobramentos para ser e fazer "nota DEZ". Retornei ao posto do qual não havia saído totalmente. Buscar conciliar os diversos papéis é aceitável. Porém, querer executá-los com perfeição é desumano. Estaria eu competindo com Deus? Não queria ser humana?

Em analogia à frase da feiticeira de *Branca de Neve e os sete anões*, faço aqui uma adaptação: "Espelho, espelho meu! Há no mundo alguém mais DEZ do que eu?".

Mencionar a Branca de Neve me levou a desengavetar um fato cômico e simbólico: uma amiga, mãe de primeira viagem, tentou introduzir frutas na alimentação do filho. Um dia, ligou para mim desesperada. O bebê não aceitava maçã. Conversando, descobrimos que ela não sabia raspar a maçã. Rimos muito. Virei quase "consultora" de amigas "mães de primeira viagem". Recordo-me de uma época, inclusive, em que algumas amigas — e até meu marido — incentivavam-me a escrever sobre a experiência de ser mãe, trabalhar, cuidar da casa etc. Uma espécie de manual com dicas.

2   Adoçantes artificiais deveriam ser usados com muita moderação apenas por pacientes que não produzem adequadamente a insulina. Mesmo assim, os diabéticos podem optar por adoçantes naturais como o da planta estévia, desde que certificada sua integridade e pureza, pois muitos adoçantes à base de estévia — mesmo essa planta deve ser usada sob prescrição médica —, disponíveis no mercado, contêm também adoçantes artificiais. Com a expansão das dietas de redução calórica e com o crescimento da produção em larga escala de produtos *diet* e *light*, o consumo dos edulcorantes aumentou: refrigerantes, chocolates, chicletes, geleias e outros conhecidos como *sugar free*, todos adoçados artificialmente.

Nestas memórias, crio a "resposta do espelho" para mim: "Veja suas amigas, seu marido, colegas, todos a enxergam como nota DEZ!". Essa era a ideia que eu passava. Assumi muito tempo a "forma divina" de dar conta de tudo. Resultado: frustração. Adoecimento físico e emocional. É possível estar presente em todos os lugares ao mesmo tempo? Atender a todas as solicitações? A primeira forma de a criança "se separar", mostrar que é um ser individual, independente, é dizendo NÃO. Desaprendi. Teria de reaprender a dizer não.

5.1 Individuação

Por doutora Patrícia Spada [3]

"Não existe um bebê sem sua mãe", assim falava Winnicott ao se referir à dupla mãe/bebê. O ambiente, quando favorável, permite que suas estruturas físicas e psíquicas funcionem a contento e que o bebê possa então desenvolver suas potencialidades. No início, ele não tem ainda noção de que é separado de sua mãe e que eles são duas pessoas diferentes, então muitas emoções surgem quando ele começa a se dar conta disso. Pode até se ressentir por perceber que não tem poder nem controle sobre

---

3   Curso de Aperfeiçoamento em Música — Conservatório Musical Marcelo Tupinambá (1980). Graduação em Pedagogia — Pontifícia Universidade Católica de São Paulo/PUC-SP (1986). Graduação em Psicologia — Universidade Paulista/Unip (1990). Especialização em Psicologia da Infância — Universidade Federal de São Paulo/Unifesp (1999). Mestrado, dissertação *Características psicológicas de mães de crianças obesas e a relação com o vínculo mãe/filho*, pelo departamento de pós-graduação em Nutrição/Unifesp (2003). Doutorado, tese *Vínculo Mãe/Filho de mães de crianças com excesso de peso e eutróficas: influência de fatores psicológicos e socioeconômicos*, pelo departamento de pós-graduação em Nutrição/Unifesp (2007). Pós-doutorado, *Vínculo Mãe/Filho de mães de crianças com excesso de peso e eutróficas: influência de fatores psicológicos e socioeconômicos*, pelo departamento de pós-graduação em Nutrição/Unifesp (2009). Autora dos livros: *Obesidade infantil. Aspectos emocionais e vínculo mãe/filho*, Rio de Janeiro, Revinter, 2004; *Obesidade e sofrimento psíquico. Realidade, conscientização e prevenção*, São Paulo, Fundação de Apoio à Pesquisa/FAP, 2009.

a figura materna e que esta tem autonomia e independência. Aos poucos, cada bebê vai percebendo o mundo no seu ritmo, e cada um tem seu modo particular de juntar suas experiências mentais/emocionais, de integrá-las em seu psiquismo e, muitas vezes, também de recusá-las. Expressa-as por meio de seu corpo, de suas brincadeiras, e seu potencial de comunicação vai se expandindo com ajuda dos pais. Nesse processo, a voz dos pais é um componente importante, pois conforta o bebê e o ajuda a dar forma e sentido a suas experiências. É importante que lhes emprestemos nossas palavras para ajudar a nomear seus sentimentos. Portanto, o desenvolvimento da linguagem tem estreita ligação com o fato de a criança perceber que é separada da mãe e do pai. É um longo processo que permitirá nomear e compreender desde medos impensáveis até ansiedades suportáveis, ainda que ameaçadoras.

Com o tempo, uma das primeiras palavras que a criança aprende é o "não". É por intermédio dele que a criança vai à procura de autonomia e de individualidade, fatores determinantes na construção de sua identidade. Por qual motivo a criança se põe francamente contra os pais? Para lhes mostrar que está crescendo, se diferenciando, para colocar um limite entre eles, demonstrar que tomou alguma resolução, mostrar a eles que "pode", que tem poder e que consegue fazer escolhas. Daí a importância de os pais "aguentarem" os "nãos" da criança; não só para que ela descubra e conheça seus recursos, e saiba que poderá contar com eles, mas também para que consiga progredir e aprender a fazer coisas sozinha.

É importante lembrar que, mesmo que este "não" venha com agressividade e rejeição, ou mesmo que a criança esteja tentando manipular os pais com esta negativa, ela pode manifestar seu sentimento sem ser malvista ou castigada. Respeitá-la e escutá-la quando expressa sua própria vontade é o melhor caminho para ensiná-la a cooperar e a obedecer quando for necessário.

6
Desintoxicando

Diante do "espelho interior", eis uma imagem corriqueira: meu dedo apontado para mim! Dizer "não" era desapontar o outro e assumir não dar conta. Não dar conta era desapontar meu superego. Daí nasciam culpas, "apontamentos" e desgaste. Como dizer "não" sem sentir culpa? Parece simples. De onde vem, então, a dificuldade em aceitar que algo pode deixar de ser feito, desfeito, ou alguém pode ser desatendido? "Alimentada" pela ilusão de ser "mãe modelo"? "Profissional modelo"? Ter um "casamento modelo"? Pela imagem da mulher que não falha, não chora? Excessos de "modelo" a serviço de que ou de quem? Desapercebida, me intoxicava. Ninguém nunca me disse ou ensinou que deveria ser assim. Ao contrário, me vem à memória um ensinamento muito antigo e tão atual: "Amarás a teu próximo como a ti mesmo".

Jesus lançou esse desafio. Demorei em digeri-lo. "Casca de banana" bem humana. Escorreguei no entendimento de que amar a mim mesma estaria relacionado a atos egoístas. Hoje sinto que o "amar como a ti mesmo" é enxergar e aceitar que sou imperfeita; respeitar meus limites e fazer uso dos recursos emocionais, dos talentos e dos dons. Só depois, necessariamente nessa ordem, poderei amar o outro. Um amor que não julga nem condena, porque é conhecedor da fragilidade humana. Amor que admira as individualidades e contempla a beleza e a complementaridade que há nas diversas e únicas formas de ser. Não é fácil. Mas é libertador. Desintoxicante.

Num momento de inquietações, "caiu do céu" um texto da internet que me tocou: "Máscaras de Oxigênio". E, como nada é por acaso, posteriormente fui presenteada com a amizade da escritora. Fabíola Simões narra um período em que vivia uma rotina de descuido consigo mesma; em certo momento, o sogro olhou para ela e disse: "Você está muito judiada...". Então, ela se deparou no espelho com um ser descabelado, com olheiras, de pijama amassado, um ser muito cansado. Ela descreve esse episódio fazendo uma analogia com a norma de segurança no avião: "Em caso de despressurização, máscaras cairão automaticamente. Puxe uma delas, coloque-a sobre o nariz e a boca ajustando o elástico em volta da cabeça e depois auxilie os outros, caso necessário".

Destaco aqui o trecho que falou por mim no instante em que li:

> Não é pecado se colocar em primeiro lugar. Não deveria haver culpa quando nos amamos. Quem passa anos ou a vida inteira abdicando de si mesmo em prol dos demais pode um dia amargar severas consequências — ressentimento acima de tudo. Aquela tia que deixa de casar e ter seus próprios filhos porque cuidou dos pais ou dos irmãos mais novos autorizou-se ser "generosa"... Mesmo que mereça, não vai adiantar cobrar sua retribuição no futuro... Porque quem deveria ter cuidado de si mesma era ela, e agora vai culpar quem? Antes deveria ter colocado a máscara de oxigênio em si mesma, porque no fim das contas colocou em todo o mundo e morreu sem ar.

O termo *detox*[1] "bombou" nas mais famosas dietas. Virou nome de receitas, de produtos e até de empresas. Virou marca! Quando descobri a intolerância alimentar, sob orientação médica, fiz uma desintoxicação temporária de produtos lácteos. Retirei-os de minha dieta durante três meses; em seguida, fiz a reintrodução deles. Mas não os absorvia. Cheguei a tomar por um período a enzima lactase (ver p. 20, nota 1) na tentativa de manter o consumo e de atender ao meu paladar apaixonado por queijos, iogurtes, chocolate. Sem sucesso.

Aumentava o processo inflamatório, e desatender ao meu paladar para cuidar da saúde seria um ato de amor comigo. Como também, num futuro próximo, aprimorar-me no conhecimento e no preparo de alimentos saborosos, geradores de saúde, de bem-estar e de prazer foi o cuidado comigo que se estendeu ao outro.

Havemos de nos cuidar bem para, então, cuidarmos bem do outro. Havemos de nos amar para podermos amar o outro. Havemos de ser generosos conosco para o sermos com o outro. Devemos nos desintoxicar para oxigenar, inspirar e expirar essência!

Suco "oxigênio"

(desintoxicante)

INGREDIENTES

- 2 folhas de couve frescas e orgânicas ou 1 cubo de couve congelada
- 2 maçãs pequenas ou uma grande
- 2 rodelas de gengibre
- 100 ml de água [se fizer em centrífuga, não precisa colocar água, coe e consuma imediatamente]

---

1 Detox (desintoxicar) = conjunto de diversas estratégias, entre elas a alimentação, para ajudar o nosso corpo a funcionar melhor e eliminar as toxinas.

DICA: Se a couve estiver ficando amarelinha, não está ruim, é a clorofila dando espaço para os carotenos que existem na folha. Para evitar desperdícios, processe a couve com um pouquinho de água e a congele em forminhas de gelo.

SUGESTÃO DE VARIAÇÕES

Folhas: até dois tipos.
Frutas: até dois tipos.
Legumes: até dois tipos.
Raízes: apenas um tipo.
Brotos: apenas um tipo.
Sementes: apenas um tipo.

DICA: Se optar por coar o suco verde, utilize o bagaço em bolinhos doces ou salgados (ver receitas de bolinho salgado [abaixo] e de bolinho doce [na p. 45]).

> **Você sabia?**
> Alimentos são **desperdiçados** de várias formas: pela produção em excesso, ao caírem dos caminhões durante o transporte, ficando em estoque... Entretanto, boa parte do desperdício ocorre exatamente onde o alimento deveria ser aproveitado: na cozinha. O descarte de cascas, sementes e raízes que poderiam ser usadas em diversas receitas é um exemplo de como jogamos na lixeira o que deveria estar no prato.

> **Dica da Nutri**
> Varie a composição do suco e tente não adoçá-lo. Se quiser, opte por mel ou melaço de cana; são opções saborosas que têm nutrientes.

Bolinho salgado de suco verde

INGREDIENTES

1 xícara de bagaço de suco verde
1 raiz média cozida e amassada (batata-doce, inhame, mandioca, mandioquinha)

1 colher (café) sal verde (ver receita na p. 37)

1 colher (café) de cúrcuma em pó e pimenta-do-reino moída na hora

3 colheres (sopa) de farinha de semente de girassol para dar liga

Farinha de linhaça para empanar

Modo de preparo

Misture todos os ingredientes e faça bolinhas. Passe na farinha de linhaça; coloque numa assadeira e leve ao forno por 15 minutos ou até dourar.

Bolinho doce de suco verde

INGREDIENTES

1 xícara de bagaço de suco verde

1 banana madura

2 ovos

2 colheres (sopa) de aveia sem glúten

1 colher (sopa) de óleo de coco

1 colher (sopa) de fermento caseiro (Faça seu próprio fermento! Ver receita na p. 16)

Modo de preparo

Bata todos os ingredientes no liquidificar, exceto o fermento. Caso necessário, acrescente um pouco de água de coco. A massa deve ser cremosa, não muito líquida. Por fim, adicione o fermento e misture. Despeje em forminhas individuais, ou de sua preferência. Asse no forno pré-aquecido a 180 °C, por cerca de 35 a 40 minutos.

Faça seu próprio fermento:
Uma medida de bicarbonato de sódio para duas medidas de cremor de tártaro[2]. Misture bem e utilize como substituto ao fermento convencional para bolo, seguindo normalmente as medidas das receitas.

---

2 Cremor de tártaro é um sal ácido obtido dos resíduos salinos liberados, na fermentação do vinho, nas paredes dos tonéis.

7
Desadoçando

O corpo gritava no intestino e na pele: "Há excessos!". Minha mente dizia: "Há faltas!". Conflito DEZ e DES. Como equilibrar? Com tantas pistas, como organizá-las? Preferia um manual, queria ver logo tudo funcionando nota DEZ. Que teimosia a minha de buscar o DEZ, até num momento de DESconstrução. Quanta pressa! Como se num passe de mágica pudesse acabar com o desassossego, colocar ordem na desordem! Seria mais fácil do que aprender a lidar e aceitar o 7, 8, 9, 1. Talvez o 1 trouxesse mais sabor. Só experimentando para saber!

 Já experimentou café "zero" açúcar? Eu experimentei! Fiz um "detox da língua": duas semanas sem adoçar o café e já me encorajei a não adoçar também chás, sucos. Passei a usufruir do sabor natural, podendo lidar melhor com a "falta"!

 O apreço pelos doces é herança de família, principalmente por mim, minha mãe e meu irmão. Os três "formigas"! Encarávamos do doce caseiro ao mais variado sabor de bolos,

Você sabia?

Conforme estudo da ABIA (Associação Brasileira das Indústrias de Alimentação), o brasileiro consome em média 30 quilos de açúcar ao ano, muito acima do recomendado pela OMS, que seria em torno de 18,2 quilos (recomendação de consumo de 50 gramas diárias). O Brasil é o quarto maior consumidor de sacarose do mundo, de acordo com levantamento realizado em 2014 pela Sucden, multinacional do ramo açucareiro. O consumo da média mundial por habitante corresponde a 23 quilos por ano.

Um estudo de revisão, publicado no periódico científico Open Heart no final de 2014, indica que os alimentos industrializados enriquecidos com açúcar precisam sair da mesa das pessoas, especialmente os que contêm xarope de milho, substância adoçante comumente encontrada em sucos industrializados e refrigerantes. De acordo com os pesquisadores, a ingestão diária de mais de 74 gramas de frutose — um dos tipos de açúcares — está associada a um risco 30% maior de aumento da pressão arterial, altos índices de insulina e de colesterol. A ingestão excessiva de açúcar também está relacionada ao envelhecimento precoce; ao surgimento de diversas doenças crônicas e degenerativas, como diabetes, obesidade, esclerose e Alzheimer; e ao desenvolvimento das células de muitos tipos de câncer (de mama, ovário, próstata, reto, pâncreas, pulmão, vesícula, estômago, entre outros), que dependem de insulina para crescer e se multiplicar.

Tipos e processos dos açúcares — Faça boas escolhas!

No processo de obtenção do açúcar, o caldo de cana é engrossado, forma o melado e depois passa por diversas etapas de cristalização. No início, o que se obtém é o açúcar mascavo, que, sem refinamentos, mantém vitaminas e minerais (cálcio, ferro e fósforo). E, após várias etapas de cristalizações e de purificações, obtém-se o açúcar cristal. O refinado é igual ao cristal, só que finamente triturado e branqueado. Aditivos são utilizados para evitar o endurecimento em forma de blocos, e esse açúcar recebe gás sulfídrico e outros químicos para ficar branco. Nesse processo, o açúcar perde suas propriedades nutricionais. O açúcar demerara é também obtido da cana sem uso de aditivos ou qualquer processo químico, por isso contém propriedades nutricionais. Mas açúcar é açúcar, deve ser consumido com moderação e sob orientação médica.

O que dizer do mel de abelhas? Além de adoçar, o mel tem propriedades antibióticas, é fonte de flavonoides, proteínas, ácidos, vitaminas e enzimas, tem ação imunológica, analgésica, antibacteriana, anti-inflamatória. Também deve ter consumo equilibrado e sob orientação nutricional/médica.

Quando aquecido, o mel perde muito de suas propriedades e seus benefícios. Antes de comprar, leia informações na embalagem e evite os aquecidos acima de 40 graus.

Dica: Mel puro e cru cristaliza. Para dissolvê-lo, coloque o recipiente em banho-maria.

Outros "adoçantes do bem": açúcar de coco (ver **Você Sabia?**, p. 100), frutas como tâmara, banana etc.

tortas etc. Mas também temos uma característica: somos disciplinados. Meu irmão, médico e atleta, optou por fazer melhores escolhas. Minha mãe, antenadíssima, com 72 anos de idade, pratica atividade física regular e dispõe de um cardápio para lá de saudável! Quanto a mim, a necessidade me despertou, e eu me eu abri ao que antes parecia desinteressante: um mar de possibilidades e de encantos. Mergulhei.

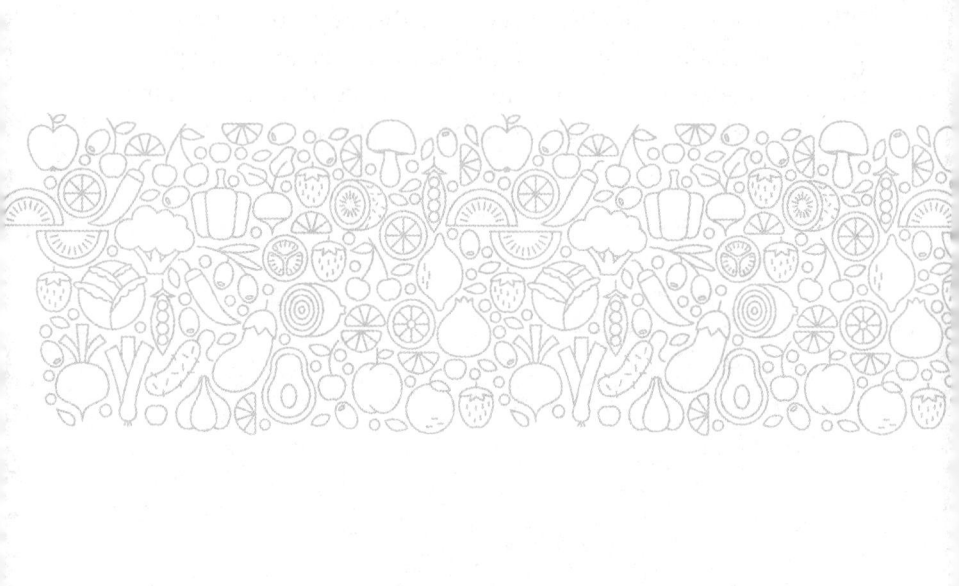

8
Desacidificando
Destemperando com limão

Mergulhada em pensamentos e observações, buscava equilíbrio para o corpo e a alma. Nos meus estudos, rememorei os tópicos sobre acidez e alcalinidade do corpo. Doenças se manifestam em ambientes ácidos, e a alimentação moderna tende a ser mais ácida do que alcalina, causando desequilíbrio. **Limão?** Isso mesmo. Então, introduzi no desjejum água com limão espremido, sem açúcar, claro! E pensar que o limão, tão azedo, é o mais alcalino dos alimentos. Já o açúcar, doce e agradável, é acidificante. O limão fora de nós se apresenta ácido, na boca já diz a que veio, provocando caretas; mas, ao longo do caminho, transforma-se. Boa absorção. Equilíbrio. E sua versatilidade na cozinha? Tempera receitas doces e salgadas, bebidas quentes e frias, podendo substituir o sal e ainda ser o ingrediente-chave a "dar o ponto" certo.

O limão me encorajou até a comer abacate! Esta é uma das poucas frutas que não agradam muito meu paladar, e ainda me remete emocionalmente a um sabor amargo. Mas, conhecedora dos benefícios desse precioso fruto, resolvi experimentar as versões salgadas temperadas com limão: maionese, *pesto* (ver receita na próxima página) e guacamole. Ou simplesmente abacate com limão, azeite e sal de ervas. Hoje consumo com frequência e usufruo desse tesouro de vitaminas e nutrientes importantes para o equilíbrio do organismo.

> **Você sabia?**
>
> A hiperacidez é proveniente de um estilo de vida desarmonioso, estresse e uma alimentação composta com grande parte de alimentos que diminuem o pH do organismo. A ingestão de alimentos alcalinos na dieta é um grande aliado para diminuir a acidez do corpo e para equilibrá-lo. Quando o pH sanguíneo fica abaixo do normal, o organismo está propenso a todos os tipos de doenças do coração, fadiga crônica, alergias, além de doenças causadas por vírus, bactérias e fungos. Uma maneira de manter o pH saudável é evitar alimentos com pH baixo, como café (em torno de 4,0), refrigerante (em torno de 2,0), cerveja (varia de 2,5 a 4,2, dependendo da marca). Excesso de açúcar torna o pH ácido. Como também o leite que, por conter três vezes mais proteína que o leite materno, acidifica o sangue. Para retomar o equilíbrio, um dos recursos que o nosso organismo utiliza é retirar o cálcio de dentro dos nossos ossos e o devolver à corrente sanguínea. Isso porque, ao lado do magnésio, esse mineral ajuda a alcalinizar o sangue.
>
> Os alimentos alcalinos são aqueles que criam uma condição alcalina no corpo porque contêm uma alta concentração de Na (sódio), K (potássio), Ca (cálcio), Mg (magnésio) e Fe (ferro), enquanto os alimentos ricos em S (enxofre), P (fósforo), Cl (cloro) e I (iodo) são ácidos. Entre as fontes nutricionais que mais contribuem para o equilíbrio bioquímico do sangue encontram-se: frutas frescas, frutas secas, folhas verdes, verduras e legumes orgânicos. As raízes e os tubérculos, além de deixar nosso sangue mais alcalino, fortificam nosso sangue, como por exemplo, temos as batatas, mandioquinha, inhame, mandioca. Destaque para o limão, originalmente ácido, porém seu ácido cítrico é transformado no organismo em citrato de sódio (sal alcalino), carbonatos e bicarbonatos alcalinos, fazendo uma alcalinização do meio, neutralizando ou amenizando níveis indesejados de acidez. Em paralelo, o limão, com todos os seus demais componentes, fortalece o sistema imunológico, retarda o envelhecimento precoce, bloqueia radicais livres, oferecendo assim proteção contra o câncer e demais doenças.
>
> Nota: Os cítricos (família da laranja, como limão, tangerina, lima, toranja e cidras) contêm uma substância chamada octopamina, que é vasodilatadora e pode favorecer enxaqueca em pessoas com sensibilidade, entre outros sintomas (SAVIOLI, 2015, 137).

Pesto de abacate

INGREDIENTES

1 abacate orgânico
1 punhado de ervas frescas (manjericão, salsinha, hortelã)
1 limão espremido
meio dente de alho
azeite e sal marinho a gosto
pimenta-do-reino moída na hora (opcional)
nozes

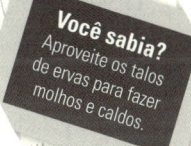

Você sabia? Aproveite os talos de ervas para fazer molhos e caldos.

Modo de preparo

Misture todos os ingredientes (exceto as nozes) no liquidificador ou no *mixer* até se tornarem homogêneos. Por último, coloque as nozes e processe rapidamente, deixando pedacinhos.

DICA: agregue proteína e nutrientes colocando uma colher (sopa) de *tahine* (pasta de gergelim muito utilizada na culinária árabe), transformando-o em um *"homus* de abacate".

Dica da Nutri

O abacate é rico em minerais e vitaminas como potássio, ferro, cálcio e magnésio, vitaminas A, C, E, K e as do complexo B, tornando-se poderoso anti-inflamatório e um forte aliado para uma boa noite de sono. Contém também uma substância, a glutationa, que reduz os efeitos do cortisol, hormônio do estresse.

Tempero e desinfetante com cascas de limão

Aproveite as cascas de limão para estas receitas

TEMPERO

Lave bem as cascas e retire toda a polpa. Coloque-as num vidro e cubra com sal grosso. Tampe. Armazene por trinta dias na geladeira; apenas agite o pote uma vez por semana. As cascas vão desidratar. Lave-as em água corrente, seque-as e depois pique-as. Guarde num vidro, em local seco e arejado. Utilize nos preparos de sua preferência.

DESINFETANTE

Num pote de vidro com tampa, coloque as cascas do limão e cubra com vinagre. Mantenha o pote fechado, em local escuro, por 15 dias; então coe e armazene este líquido em um borrifador. Varie o aroma utilizando cascas de laranja ou tangerina.

DICA: Você também pode congelar as cascas e utilizar na finalização de pratos; basta ralar, mesmo congeladas.

O que fora de mim se apresentava como "azedo"? "As faltas"? Ficar "a sós comigo"? Eu não sabia mais ficar só comigo. Parecia "azedo", "amargo" demais para mim, que vivia os muitos papéis, misturada nas coisas e no outro.

Reduzir o açúcar? Excesso de açúcar acidifica. Qual açúcar me viciava?

"Ausências", "dores", "azedumes da vida" podem ser equilibradores, o que nos mantêm "saudáveis", de almas doces, com "pH neutro, pH 7,4".

Não há vida sem sofrimento, assim como não há personalidade saudável que possa ser imune a ele.

Entretanto, quando o sofrimento é demasiado, não raras vezes o sujeito fica temporariamente inoperante, isto é, fica amplamente prejudicado e impossibilitado de exercer bem suas funções, funções estas que servem para colocá-lo ante a realidade de forma que possa se adaptar bem a ela, ou seja, de forma que possa atender às expectativas da vida de um modo que seja "a favor de si", e não contra si.

A dor psíquica tem sua importância, e não é pouca. Conseguir contê-la dentro de nosso espaço psíquico, "poder sofrer a dor" e, assim, tolerá-la e suportá-la em momentos difíceis, sem evadi-la ou "evacuá-la", pode desenvolver em nós a capacidade de usá-la como mola propulsora para o aprendizado emocional. E esta é uma das formas de exercer e melhorar cada vez mais a saúde de nosso psiquismo. Estamos falando aqui de possibilidades de lidar com a frustração e do que fazer com ela — mudar o "pH mental/emocional" para mais alcalino ou mais ácido... lutar e manter o ambiente interno mais equilibrado ou não. Estamos falando aqui de crescimento e desenvolvimento pessoal que estão intimamente ligados às capacidades citadas antes.

Por tudo isso, é importante lembrar que as primeiras relações da infância, especialmente com a mãe (ou quem exerça sua função) — por ser a primeira e indiscutivelmente a mais central —, têm sido consideradas elemento primordial no desenvolvimento físico, psicológico, social e cognitivo infantil e exercem influência determinante na formação da personalidade dos filhos, na forma como vão lidar com suas emoções, bem como no modo que desenvolverão aspectos importantes como autonomia, autoconfiança, boa autoestima, criatividade com liberdade de pensamento e responsabilidade futura por si, pelo outro, entre tantos outros.

Inicialmente, é o corpo que possibilita à criança reconhecer o mundo e, a partir daí, realizar gradativamente as construções internas.

Sabe-se que a pele tem a mesma origem embrionária que o sistema nervoso, o que permite pensar sobre como pode a pele/o corpo ser um importante meio de manifestação de conflitos internos do sujeito, sejam tais conflitos suas relações com o ambiente ou com a qualidade do amor interno.

Um importante psicanalista — Winnicott — lembra que a pele tem a importância de conter a psique dentro do corpo, e isso se dá através do manuseio da pele no cuidado do bebê. Também salientou que a capacidade de cuidar de nós mesmos decorre de nossa identificação com as primeiras figuras que desempenhavam esta atribuição.

Portanto, a forma como essas relações são vivenciadas e registradas será determinante para nossa saúde ou para nosso adoecimento — seja em nível orgânico ou mental/emocional. De qualquer forma, para pensarmos ou entendermos as relações, precisamos passar pelo corpo, pois ele é o primeiro lugar onde se funda o "sentimento de eu". O bebê entende e reconhece seu mundo pelo corpo e pelas sensações que lhe vão sendo atribuídas quando é trocado, banhado, alimentado, ninado. Assim, a construção de nosso "ego psíquico" é resultante da construção do "ego corporal", que provém de uma sintonia importante entre o ambiente — representado pela mãe — e o corpo do bebê e suas sensações.

Dito isto, podemos constatar a importância da pele, nossa superfície, fronteira do corpo, que marca o dentro/fora, o eu/não-eu, o limite. Ou seja, é também a partir das experiências da superfície do corpo que se darão as primeiras experiências da criança e sua noção de ego.

Sendo o corpo a primeira via de expressão de nossas sensações (boas ou más), todos nós, vez ou outra, funcionamos de forma mais ou menos regressiva quando temos que enfrentar situações de estresse ou quando passamos por uma crise importante. Recorremos ao corpo como meio de transmissão e de expressão do sofrimento quando não conseguimos responder "via mente" às tensões (internas e/ou externas) que de tão exacerbadas extrapolam nossa possibilidade de suportá-las.

Desse modo, os cuidados ambientais (manter a criança aquecida, segurar-lhe, lhe dar banho, chamar-lhe pelo nome etc.) tendem a nos levar à integração física e psíquica, tanto quanto as experiências agudas — que também tendem a ligar/unir a personalidade. Daí — como já mencionado — a importância de aprender a lidar com "a dor do crescimento", com os "nãos" que a vida impõe e com os diversos ambientes internos e externos por vezes tão ácidos e áridos com os quais nos deparamos e temos de nos haver. Todo esse processo está intimamente relacionado à função ambiental de segurança e é tão importante quanto o desenvolvimento do sentimento de estar dentro do próprio corpo.

É bom lembrar que a ausência da mãe quando somos pequenos nos ensina que temos de criar — tanto quanto recorrer a nossos próprios recursos — para com isso aprendermos, por nós mesmos, a satisfazer as nossas necessidades. (Doutora Patrícia Spada)

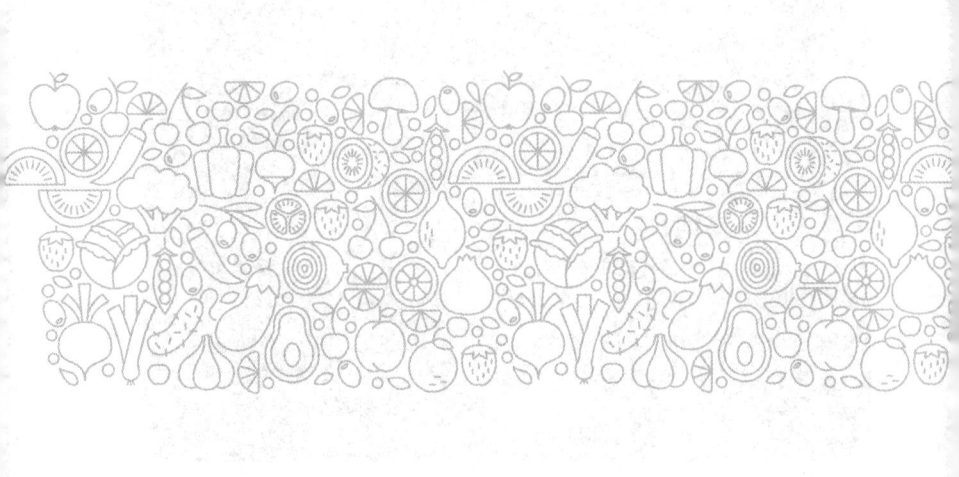

9
Desmisturando

Sem produtos lácteos, redução de açúcares e limão no desjejum? O que mais — ou o que menos — estaria por vir? Passei a ler rótulos[1] de produtos, comprar mais em feiras, desempacotar menos e descascar mais! Nessa fase, Rodrigo foi

---

1   Ter o hábito de ler e saber interpretar o rótulo de um produto industrializado ajuda a fazer boas escolhas e não se deixar enganar por um falso saudável. É importante atentar não só para a quantidade de calorias que um alimento fornece, mas também para os elementos que o compõem. O que, de fato, você está comendo? A lista de ingredientes mostra em escala decrescente a quantidade de cada item que compõe aquele produto, ou seja, em primeiro lugar estará o ingrediente presente em maior quantidade; em seguida, o segundo, e assim sucessivamente. Quando encontrar uma palavra que você não reconheça como "alimento", desconfie. Corantes, conservantes, acidulantes, adoçantes etc. são aditivos químicos, e a grande maioria é prejudicial ao nosso organismo; quanto menos, melhor.
    Outra observação importante se refere à porção considerada na informação presente na tabela nutricional. A quantidade equivalente de calorias, carboidratos, gorduras e outros nutrientes corresponde àquela pequena porção avaliada, e não ao conteúdo total da embalagem, passando a impressão de que aquele produto contém baixos teores desses ingredientes. Porém é preciso observar quantas porções contém aquela embalagem e multiplicar esses números para saber realmente a quantidade consumida.

resistente, chegando ao ponto de ter refeição separada para ele. Recordo-me bem de quando eu e Maria estávamos jantando abobrinha ao forno recheada com carne moída e ele, uma "bela" lasanha pronta, acompanhada de "Coca Zero". Até que em 2014, após uma forte crise de diverticulite[2], ele mudou radicalmente: cortou refrigerante, bebidas destiladas, comidas prontas, corantes e ingredientes que irritavam o intestino. Seria vital desacelerar para reduzir e canalizar o estresse. Éramos o "casal intestino". Como se reinventar após muitos anos de maus hábitos? Essa necessidade só turbinou meu desejo de conhecer mais os ingredientes e as combinações saborosas e nutritivas.

Buscamos alternativas frequentando festivais e feiras de gastronomia saudável, onde tínhamos acesso a conteúdo, produtos e pessoas da área. Lembro-me de quando descobrimos uma manteiga sem lactose (ver **Você sabia?**, p. 61) e cheia de benefícios à saúde. Quase cometi o "despautério" de comer o pote inteiro no mesmo dia. Ah, meus excessos!

2   A moléstia diverticular dos cólons, também chamada de diverticulose, é uma doença caracterizada pela presença de pequenas "bolsas" nas paredes dos intestinos. Os divertículos podem ser uma variação congênita da anatomia ou podem ser adquiridos ao longo da vida, sendo mais comuns nas faixas etárias mais avançadas. Eles existem em número variado e localizam-se do lado direito, do lado esquerdo ou em todo o intestino grosso. A presença dos divertículos não implica nenhum tratamento médico específico, a não ser a manutenção do adequado funcionamento intestinal. Os divertículos do lado esquerdo do cólon são mais comumente sede de quadros de diverticulite aguda. O diagnóstico de diverticulite aguda é feito quando o doente tem dores abdominais de tão forte intensidade que o faz procurar ajuda médica de urgência. Se o tratamento com antibióticos e dieta restritiva for iniciado precocemente, a infecção poderá ser debelada com mais chance de sucesso. No entanto, se o socorro for retardado, a situação pode se agravar até o ponto de requerer uma cirurgia de urgência. Felizmente, após uma primeira crise de diverticulite, a probabilidade de a segunda crise acontecer é pequena. Tal afirmação não é verdadeira após a segunda crise de diverticulite aguda, já que estudos mostram que a terceira crise tem uma chance maior de acontecer. Na condição de quadros de diverticulite aguda repetidos, cada caso deve ser avaliado quanto à necessidade de cirurgia programada como tratamento definitivo da doença diverticular. (Texto da doutora Mara Rita Salum.)

Manteiga orgânica sem sal (200g)

Deixe a manteiga em banho-maria — água numa panelinha de vidro ou inox, recipiente com a manteiga dentro —, em fogo baixo.

Observe. Ela derrete devagar. As gorduras saturadas vão para a superfície em blocos; forma-se uma camada de espuma densa. Retire-a até que se eliminem todos os resíduos, até que toda a água evapore e reste apenas o óleo. Coe em peneira de trama fina. Essa "desmistura" dura de uma a duas horas. O resultado é um óleo brilhante, transparente, de sabor delicado.

Assim como a *ghee* — manteiga clarificada, "desmisturada" —, iniciávamos importantes separações. Lentamente fomos removendo elementos que desgastavam o corpo e a mente, retirando "espumas" e "resíduos" tóxicos. Esse "preparo", ainda turvo, já começava a exalar um bom aroma. Não estava claro o que surgiria, mas era o "momento *ghee*" da nossa família. Ansiedade, angústia de não ser DEZ. Paciência, fé, atitude. Sem pressa. "Banho-maria". A manteiga não pode queimar.

> **Você sabia?**
> **Manteiga ghee**
> Ela é o ouro líquido que aparece nas antigas escrituras indianas, utilizada há milênios para fins culinários e medicinais. Inteiramente preparada a partir da manteiga sem sal, o processo é de aquecimento e coação, em que toda a água é evaporada e os elementos sólidos e toxinas da gordura do leite são removidos. Benefícios: não contém sal, não contém lactose, não produz fumaça em temperaturas altas, não necessita de refrigeração. É utilizada por naturopatas, em diversas culturas, que dela extraem seus poderes curativos e rejuvenescedores.

Você sabia?

Gordura ou lipídeo classifica-se como um macronutriente que está envolvido no fornecimento de energia para o organismo, participando também na absorção de vitaminas, produção de hormônios, entre outras funções biológicas. A maior parte dos lipídios dietéticos (98%) está disponível como triacilglicerol. O restante é encontrado na forma de fosfolipídeos e esteróis circulantes. A ingestão adequada de gorduras tem papel fundamental na manutenção de um estilo de vida saudável. Sendo que os lipídeos passam a representar risco somente a partir do momento em que são ingeridos em excesso.

De acordo com o Institute of Medicine (IOM), devido à falta de evidências para determinar o nível de ingestão de gordura total, associada ao risco de desenvolvimento de doenças crônicas, não foram estabelecidos valores para *Recommended Dietary Allowance* (RDA) e *Adequate Intake* (AI). Entretanto, foi estimada uma faixa de distribuição aceitável para gordura total (*Macronutrient Distribution Range*), que varia entre 15% e 30% do valor energético total (VET). Quando o consumo de gorduras excede o limite máximo de 30%, ocorre o aumento de risco cardiovascular, pela elevação dos níveis de LDL-c plasmático, triglicérides e da própria glicemia, que são os principais responsáveis pela formação da placa de ateroma.

Classificação dos ácidos graxos saturados

Podem ser divididos em dois grupos: cadeia média (entre 8 e 12 átomos de carbono na cadeia) e cadeia longa (acima de 14 átomos de carbono).

Durante as últimas décadas, as recomendações médicas e nutricionais promoveram a mensagem de diminuição do consumo de ácidos graxos saturados. Discussões atuais questionam essas orientações, pois, com a redução da ingestão de gordura saturada, houve aumento do consumo de alimentos ricos em carboidratos refinados. Evidências recentes mostram que a substituição de gordura saturada por carboidratos simples pode ter grande impacto no aumento do risco de doença cardiovascular e diabetes.

Classificação dos ácidos graxos insaturados:

São denominados em razão do número de duplas ligações em monoinsaturados (MUFA) ou poli-insaturados (PUFA).

A faixa de distribuição aceitável para ingestão total de PUFAs (ω-3 e ω-6) pode variar entre 6% e 11% do VET. Os níveis mínimos de ingestão de ácidos graxos essenciais, visando à prevenção de deficiências, são estimados com grau convincente em 2,5% do VET para ácido linoleico e 0,5% do VET para ácido alfa-linolênico.

Ácidos graxos trans

São isômeros geométricos dos ácidos graxos insaturados, produzidos naturalmente a partir da fermentação de bactérias em ruminantes ou por meio da hidrogenação parcial de óleos vegetais. Tal processo se aplica aos óleos vegetais líquidos à temperatura ambiente, com o objetivo de conferir consistência mais sólida e aplicabilidade industrial, principalmente para produção de biscoitos, frituras, sorvetes e produtos de panificação. Em razão dos efeitos nocivos dos ácidos graxos trans sobre a saúde, ocorreram diversos movimentos de sociedades responsáveis pela elaboração de diretrizes nutricionais e de agências reguladoras de saúde para recomendar a redução da ingestão desses ácidos graxos pela população mundial.

Esse tipo de lipídeo está fortemente relacionado ao aumento do risco cardiovascular, especialmente por aumentar as concentrações plasmáticas de colesterol LDL e por reduzir as concentrações de HDL. Além disso, influenciam a concentração plasmática de triglicérides, conferindo um perfil pró-aterogênico (formação de placas de ateroma). As recomendações atuais para gordura trans sugerem uma ingestão inferior a 1% do VET pela população.

As diretrizes de saúde são unânimes ao enfatizar que, além de se sugerirem recomendações diárias sobre ingestão de gorduras e de ácidos graxos, o estabelecimento de guias alimentares é essencial para a promoção da saúde e prevenção de doenças crônicas entre as populações. Assim, a ingestão adequada de energia, o balanço total de nutrientes e a prática regular de atividade física são fatores críticos que devem ser constantemente promovidos.

Exemplo de gorduras a evitar: margarina, gordura vegetal, gorduras trans (óleos hidrogenados e parcialmente hidrogenados), óleos de cozinha. Esses óleos costumam vir de grãos, sementes (soja, girassol, algodão, canola, amendoim, cártamo, uva, milho) e são altamente refinados, quimicamente alterados, estão cheios de gordura pró-inflamatória.

Exemplo de gorduras saudáveis: azeite de oliva extra virgem, azeitonas, castanhas e manteiga de castanhas, coco, *ghee*, leite de amêndoas, óleo de abacate, óleo de coco, óleo de gergelim, sementes (girassol, gergelim, abóbora, chia), banha de animal criado livremente (pasto), desde que não sejam refinados (a forma ideal de extração de óleos é a prensagem a frio, que prensa as sementes uma única vez sem utilização de nenhum tipo de solvente ou calor, garantindo a manutenção da composição original das sementes e, portanto, mantendo as propriedades naturais dos ácidos graxos essenciais, tão importantes para a saúde do corpo).

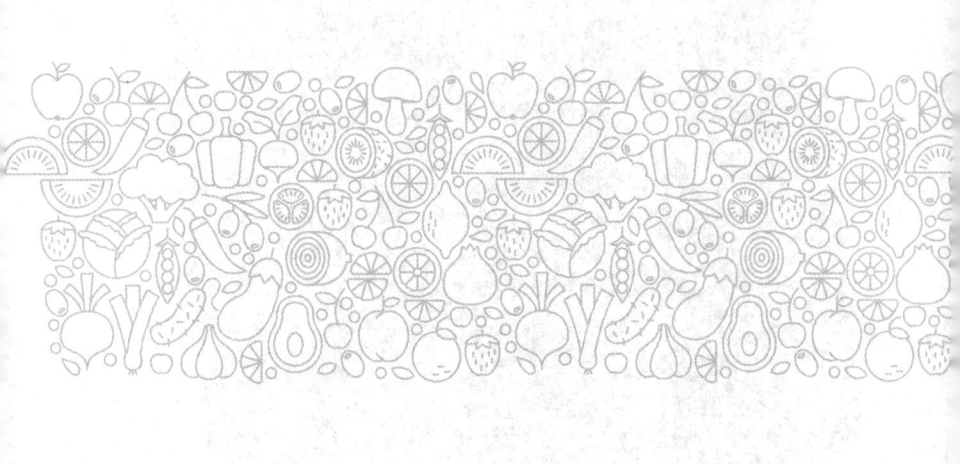

10 Desencanto

Antes da meia-noite...

Até chegar àquele dia na cozinha, noite do "desassossego", do "barulho interno", eu vivi o "encanto" de uma vida longe de mim mesma e grudada nas coisas, no outro. Lembrei-me do conto da Cinderela, antes da meia-noite, vestida com roupa brilhante. O sino badala à meia-noite e o encanto se desfaz. No desespero do desencanto, fica pelo caminho o sapatinho de cristal. Mas ele resiste aos encantos e desencantos, não é perdido, apenas esquecido. Foi criado para ela, é único, só encaixa no seu pé. Aqui dentro há minha essência, dons e talentos, meus sapatinhos de cristal. Cristais que me fazem vestir roupa não de princesa, mas roupa de viver. Calçada ou descalça, fazem-me seguir inteira. *"Todas as manhãs ela deixa os sonhos na cama, acorda e põe sua roupa de viver"* (LISPECTOR, 1998).

Meia-noite...

A Cinderela faz **o caminho de volta**; com dor, agora é gata borralheira. E, no tempo oportuno, recupera o sapatinho.

Após a meia-noite...

Naquele dia na cozinha, após a meia-noite, eu queria algo **novo ou antigo**. Algo que viesse de dentro, com fala, com voz. "Sapatinho de cristal" na mão, só comigo, aqueci uma xícara de amêndoas rapidamente no forno, um aroma incrível tomou conta da cozinha. Passei as amêndoas no liquidificador, acrescentei cacau em pó puro, óleo de coco, melaço de cana e bati. Ficou uma massinha interessante, desgrudava das mãos, textura que dava para fazer bolinhas. Provei, me surpreendi. Foi instintivo, criação de agradável sabor. Coloquei um pouco mais de melaço e uma pitada de sal, porque tinha lido que sal sempre é bom para realçar o doce. Docinhos na geladeira. No dia seguinte, que sucesso!

Será que foi o sal? "Sal é um dom", já dizia Dona Canô[1]. Usei sal marinho. Que é puro, sem refinamentos e sem químicos... Ou terá sido uma harmoniosa mistura de ingredientes?

Curioso é algo tão bom surgir de um momento turbulento. Docinho da noite do desencanto, docinho "gata borralheira"... Apenas uma receita criada que deu certo?

Para mim, um significado maior: sabor criado de um dessabor! Temperado com sal num destempero!

No dicionário formal, *destempero* = disparate, despautério. E *despautério* = ação absurda. Parece mesmo absurdo reduzir temperos, acabar com os excessos, parar de sentir sabores e provocar mudanças de olhares e de paladares.

---

1   Dona Canô foi uma cidadã centenária brasileira, conhecida por ser mãe de dois importantes nomes da música popular brasileira, Caetano Veloso e Maria Bethânia. Mabel Velloso, também filha de Dona Canô, reuniu receitas da mãe e escreveu a obra *Sal é um dom*, em que apresenta o retrato fiel de uma família que, em meio aos sabores repassados por gerações, sempre celebrou a alegria de estar reunida em casa.

Você sabia?

O **sal** é conhecido e utilizado em quase todas as culturas, e suas propriedades curativas já eram divulgadas até mesmo pelos alquimistas. Não se recomenda abdicar totalmente do sal, único produto do reino mineral que atua como ativador de enzinas e que, quando integral, fornece muitos minerais além do sódio e de cloro. Por outro lado, a utilização do sal refinado na dieta vem se tornando cada vez maior. A população hoje consome sal em excesso, a OMS recomenda 5 g/dia e se consome uma média de 12 g/dia. Resultado: alto índice de hipertensos, jovens e crianças enfartando, entre outros males. Como já vimos, alimentos industrializados geralmente excedem no sódio e contêm substâncias químicas, como o glutamato monossódico, que viciam o paladar e o cérebro. Urge equilibrar o consumo de sal e escolher as variações integrais e saudáveis.

Obtido a partir da evaporação da água do mar, o **sal marinho** não contém aditivos químicos e não passa por processo de refinamento. Assim, mantém os microminerais e nutrientes que costumam ser removidos durante o processo de secagem e refino utilizado para produzir o tradicional sal de mesa.

E é exatamente por não sofrer nenhum tratamento térmico ou químico que o sal marinho mantém sua coloração natural, que pode ser cinza, preta, rosa ou até mesmo branca.

O sal grosso utilizado para churrasco é um tipo bastante comum de sal marinho que passou por processo de moagem (procedimento que apenas reduz o tamanho dos cristais de sal).

Absurdo ou não, decidi retirar as substâncias tóxicas e viciantes da alimentação; as emocionalmente desgastantes. Escolhi destemperar para enxergar o que faltava e o que sobrava. Troquei o sal processado pelo sal rico em nutrientes. Basta uma pitada para realçar o sabor e me nutrir de minerais. Assim, fui sentindo os aromas, as texturas de cada ingrediente; conhecendo os elementos que me compunham; desintoxicando e aguçando os sentidos, me aventurei em novas combinações **(novas ou antigas?)**.

Andei pensando por que desde pequena prefiro a comida com pouco sal, a melhor resposta que encontrei foi: só é pouco para quem prefere muito. Eu gosto assim, aqui é meu ponto[2].

---

2   Gabriela de Sousa Leão Fávero, amiga e irmã do coração, que gentilmente escreveu o texto "Desafinando", um dos que compõem a segunda parte deste livro (ver p. 131).

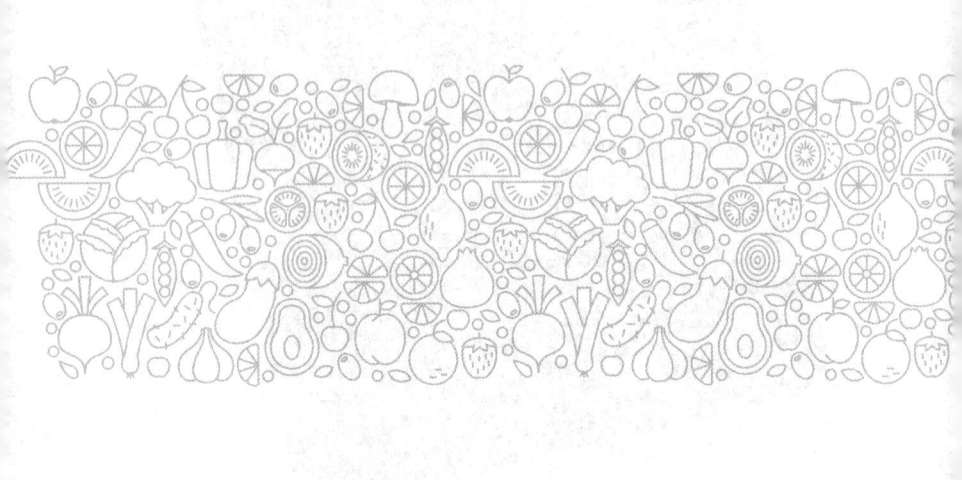

11
O caminho de volta

O docinho "gata borralheira", encantado por um sabor único, foi meu primeiro feito criativo na cozinha. Daí em diante, armários e gavetas abrem-se, liquidificador, tábuas, peneira, escorredor; forno e fogão, *bowls*, *fouet* e espátulas se disponibilizavam a uma sequência de construções e desconstruções de receitas. Algumas eu copiava, outras, adaptava. Fui aprimorando, tomando gosto. Criatividade aguçada. Afinei muitos sons dentro de mim cozinhando.

O que eu buscava? Ainda não era claro como a *ghee*, mas sentia estar no caminho. Para que pressa? Optei por observar, verdadeiro exercício de paciência. Segui desejante de algo. Estava perto, tão perto. Noites, silêncio, estranhava minha própria companhia, mas era atraída pelo que me proporcionava o contato com os alimentos e pelo potencial criativo. A sensação era de que ia entrar em mim. E foi exatamente isso que aconteceu. Entrei em contato com tudo em mim. Grande confusão!

Cinderela e gata borralheira; a Bela e a Fera. Lá dentro. Ou melhor, aqui dentro! Eu não sabia, mas desejava a liberdade de ser eu, inteira. Queria retornar ao amor primeiro, essencial. Desejava a liberdade dos filhos de Deus.

Muitas pessoas têm medo da sua própria liberdade e da liberdade dos outros [...] A liberdade pode assustar as pessoas porque não é programável como uma máquina. E exatamente por isso ela é tão bonita e o maior presente que Deus nos deu (PAPA FRANCISCO, 2016, 53).

11.1 Liberdade interior

Por padre Gilson Santos

Como todas as pessoas, às vezes me pego refletindo sobre questões essenciais do ser humano. A primeira coisa que descobri é que as palavras noite, cama e sono têm algo em comum. O que seria? Acertou quem disse "dormir"! Mas não é esse denominador comum que eu descobri, e sim um outro, que pode inclusive nos deixar acordados a noite toda. A minha resposta é: o "pensamento". Sim, é ele que nos faz refletir sobre as questões fundamentais da vida humana. Todos nós, geralmente, somos mais filósofos à noite, porque é nesse momento que desaceleramos o nosso corpo e, consequentemente, a nossa mente desacerela. Nesse momento, na hora em que a nossa cabeça se junta ao travesseiro, os nossos pensamentos fluem de forma natural. O fato é que são tantas as agitações, com questões internas e externas, que não temos mais tempo de parar um pouco e viver o momento presente... esse momento tão precioso que Deus nos deu. Assim, uma das questões essenciais, sobre as quais andei pensando outra noite, é a liberdade. Acreditem, isso me custou uma noite em claro! A minha reflexão sobre liberdade foi provocada por uma frase de Santo Agostinho de Hipona, que dizia: "Tu estavas dentro de mim e eu estava fora e era fora que eu te procurava".

Na verdade, gastamos muito tempo da nossa vida buscando a nossa realização e a nossa felicidade nas circunstâncias externas. Achamos que conquistaremos a nossa liberdade quando alcançarmos tudo aquilo que queremos e quando todas as barreiras e limitações forem derrubadas e vencidas. Fazemos depender a nossa liberdade de circunstâncias externas que talvez nunca aconteçam. Dessa forma, o sentimento será de perda e derrota, os nossos sonhos serão castrados e correremos o risco de nunca encontrar a verdadeira liberdade. Não somos capazes de concluir que a nossa liberdade está no mais íntimo de nós, que é na nossa existência que encontraremos "Aquele que é a Liberdade" por excelência e que nos completa em todos os sentidos e aspectos da nossa vida: Deus. Claro, tudo isso que refleti não é um convite ao imobilismo, nem a uma vida medíocre e sem graça; pelo contrário, é um convite a abrir os nossos horizontes tão estreitos e presos às realidades efêmeras. É um convite a alargarmos o nosso coração para percebermos que a nossa liberdade não está nas coisas, nas pessoas, nas situações, mas dentro de nós. Quando compreendermos isso, perceberemos que a vida e as pessoas podem nos tirar tudo, mas não poderão tirar esse sentimento profundo de paz interior, que provém de uma pessoa livre e que se sente profundamente amada por Deus. Na verdade, é quando nos sentimos amados por Deus e confiantes de que "tudo concorre para o bem daqueles que amam a Deus" que a nossa vida se liberta e ganha uma dimensão nova. Tudo passa a ter sentido porque o amor faz que as coisas mais simples se tornem coisas extraordinárias. O finito passa a ter gosto de infinito. Descobrimos que o amor é o tempero que nos dá sabor de eternidade.

    Depois, então, que eu "viajei" nas *Confissões* de Santo Agostinho, comecei a pensar numa música do cearense Fausto Nilo — passei do filósofo para o poeta porque filosofar e viver a vida com poesia para mim é a verdadeira liberdade, chamada "pão e poesia": "Felicidade é uma cidade pequenina, é uma casinha, é uma colina, qualquer lugar que se ilumina quando a gente quer amar". Essa música foi me dando a serenidade para começar a ficar sonolento e dormir, porque aos poucos fui compreendendo que não precisamos de muito para sermos felizes e, consequentemente, livres. Quem ama se sente livre em qualquer lugar porque tem a faculdade de dar sentido a tudo que o rodeia.

Depois de tudo isso, dormi o sono dos justos...

12
Desdisbiose

Interessada cada vez mais na culinária saudável, ganhei do meu irmão o livro *Escolhas e impactos*, da nutricionista doutora Gisela Savioli e do *chef* Renato Caleffi. Em seguida, adquiri o *Alimente bem suas emoções*, também de Gisela Savioli. Li em três horas num voo para Recife, fui fisgada, parecia ter sido escrito para mim. Compreendi melhor sobre o funcionamento do intestino, absorção, individualidade bioquímica[1] e reforcei a escuta às vozes do meu corpo.

---

1 Individualidade bioquímica: termo utilizado pela primeira vez em 1956, pelo bioquímico americano Roger Williams, que relatou que o mais importante no estudo da Nutrição é a diferença entre os indivíduos.
Pode ser definida como um conjunto único de fatores genéticos, que controla seu metabolismo, suas necessidades nutricionais e suas sensibilidades ambientais.
Essa individualidade bioquímica é a chave essencial para eficácia de um tratamento, em que a relação nutricionista/paciente é fundamental e determinante para detectar e atuar efetivamente nos processos que estão desequilibrando o paciente em questão. A anamnese funcional é uma ferramenta para avaliar todos os processos que determinam e influenciam o quadro atual do paciente.

Nesse ponto, como estavam as intolerâncias e a psoríase? Sem produtos lácteos, minha digestão ainda não era regular, muitas oscilações, principalmente no trânsito intestinal. Fui a clínico geral, gastroenterologista, nutrólogo, nutricionista e dermatologista. Nos vários protocolos, não me encaixei. Continuei a busca, lendo, pesquisando alternativas para ter mais qualidade de vida e conhecer novos profissionais. Algumas respostas estavam bem perto, fui à proctologista doutora Mara Rita Salum — amiga querida, ser humano muito especial —, que já acompanhava o Rodrigo. Rapidamente, ela deu meu diagnóstico e fez os encaminhamentos necessários. Tratamos o intestino e o dessensibilizamos excluindo o glúten[2]. Não sou celíaca, mas tenho muita sensibilidade.

2 Glúten — ou "cola", em latim — é uma proteína composta que atua como material adesivo, aglutinando a farinha, fazendo o pão "crescer", deixando-o macio e fofinho. Presente não só no trigo, mas também na cevada, no centeio e na aveia — aveia não contem glúten, mas pode sofrer contaminação no processo industrial —, o glúten é utilizado como agente estabilizador na produção de queijos cremosos, margarinas, molhos, bebidas e cosméticos, como condicionadores para cabelo, máscaras de cílios, sabonetes, cremes para mão, entre outros. "Se você já sentiu o prazer invadi-lo ao ingerir uma rosquinha, um pãozinho ou um *croissant*, não está louco nem sozinho. Desde o final da década de 1970 é sabido que o glúten é decomposto no estômago e torna-se uma mistura de polipeptídeos que podem atravessar a barreira hematoencefálica. Uma vez lá dentro, os polipeptídeos podem aderir ao receptor de morfina do cérebro, produzindo bem-estar" (PERLMUTTER, 2014, 73). O glúten consumido hoje não é o mesmo de quando nossos ancestrais descobriram a forma de plantar e moer o trigo, cerca de dez mil anos atrás. Nos últimos cinquenta anos, passamos por fortes transformações na cadeia alimentar, e a indústria alimentícia moderna, com a bioengenharia genética, produziu grãos que contêm quarenta vezes mais glúten, aumentando seu poder viciante. Hoje estima-se que 1% da população mundial sofre de **doença celíaca** — uma manifestação extrema de sensibilidade ao glúten, reação alérgica que causa danos ao intestino delgado. Porém um número crescente e significativo de pessoas adquire algum nível de sensibilidade. Os sintomas de sensibilidade ao glúten são diversos e diferem de pessoa para pessoa: gases, mal-estar constante, enxaquecas, ansiedade, depressão, erupções cutâneas, TDAH etc.
A dieta contemporânea favorece uma superexposição ao glúten e também aos açúcares, alimentos inflamatórios que, somados às toxinas ambientais, potencializam a sensibilidade e as demais consequências. E, quando falamos de açúcar, vale ressaltar que o trigo (e alimentos contendo trigo) produz alto índice glicêmico. Um "inocente" pãozinho integral, por exemplo, pode

Pausa para o intestino, ele andava até bem-comportado.

Depois de gastar horrores com produtos para tratar dermatitesem que nada resolvesse, recebi indicação de uma dermatologista especialista em psoríase, a doutora Adriana Conti. Confirmado o diagnóstico, em poucas semanas eu saí da crise. No entanto, a psoríase é autoimune, e os gatilhos geralmente são de cunho emocional e alimentar. E, assim como o intestino, oscilava entre pioras e melhoras.

12.1 Psoríase, conceitos e preconceitos

Por doutora Adriana Conti [3]

A psoríase é uma doença inflamatória da pele, crônica, não contagiosa e mais comum do que se imagina: atinge em torno de 2% da população mundial.

Existe um desequilíbrio no sistema imunológico: os linfócitos (células de defesa do organismo) ativam uma inflamação, que por sua vez estimula uma reação anormal nas células da pele, que passam a se multiplicar rápido demais.

Os sintomas mais comuns da psoríase são: placas na pele com vermelhidão e descamação esbranquiçada, mais frequentes na região dos cotovelos, joelhos e do couro cabeludo, e também alterações nas unhas. Em 30% dos casos, há dores articulares (artrite psoriática). Pode ocorrer ou não acometimento oftalmológico. Existem outros tipos de manifestações cutâneas, contudo, para um diagnóstico e tratamento corretos, é necessária a avaliação de um médico especialista.

---

produzir maior elevação de açúcar no sangue do que uma barra de chocolate, uma colher de açúcar, ou uma banana (cf. PERLMUTTER, op. cit.).

3 Graduada em medicina pela Universidade de São Paulo. Residência em Dermatologia — Departamento de Dermatologia do Hospital das Clínicas da Universidade de São Paulo em 2002. Especialista em Dermatologia pela Sociedade Brasileira de Dermatologia. Prática profissionalizante no ambulatório de Psoríase do Hospital das Clínicas da Universidade de São Paulo.

A causa exata da psoríase não é conhecida, mas sabe-se que existe uma predisposição genética: 30% dos portadores têm histórico familiar. Também é frequente a associação com problemas cardíacos e doenças metabólicas (obesidade, diabetes e síndrome metabólica).

Há alguns fatores que podem influenciar no aparecimento da doença ou na sua piora.

O consumo de bebidas alcoólicas e o tabagismo devem ser evitados, pois podem agravar a psoríase. O estresse, o tempo frio, infecções e o uso de alguns tipos de medicamentos (como alguns prescritos para pressão alta e *malária*) também são conhecidos como desencadeantes de crises.

Nos últimos anos houve grandes avanços na terapêutica. O tratamento se inicia com o uso de hidratantes específicos e exposição solar, que pode ser benéfica desde que se tenha moderação. Existem diversos medicamentos de uso tópico (cremes, pomadas) e sistêmico (orais e injetáveis), que deverão ser escolhidos e indicados pelo médico de acordo com o quadro clínico de cada paciente.

Além do tratamento convencional, é muito importante manter uma alimentação balanceada, pois reduz o risco de desenvolvimento de problemas cardíacos e metabólicos associados à psoríase.

Por se tratar de uma doença crônica, que pode evoluir para crises, é necessário acompanhamento médico contínuo para que possa ser controlada. E esse é um dos aspectos mais importantes no tratamento: constância e paciência. Nem sempre a melhora é rápida, mas é possível atingir bons resultados com o tratamento adequado.

Cuidar do equilíbrio emocional faz parte do tratamento. Atividade física, meditação e terapia são ótimas opções para auxiliar no controle das tensões diárias e diminuem a probabilidade de ocorrerem crises associadas ao estresse.

É comum que os portadores sintam vergonha ou algum grau de constrangimento social, pessoal ou até mesmo tenham sintomas depressivos. As pessoas olham, perguntam, muitas vezes julgam pela aparência e têm medo do contato físico. Como trabalhar para combater esses sentimentos, aprender a aceitar e conviver com a doença?

Para isso é preciso informação! Conversar com os profissionais especializados: médicos e psicólogos. Falar inclusive com outras pessoas que tenham psoríase, pois esse contato permite compartilhar os sentimentos e desenvolver atitudes positivas. Esclarecer que a psoríase não é uma doença contagiosa, informando parentes e amigos. É preciso falar sobre a psoríase, divulgar informação, para com isso poder acolher os portadores.

Quanto mais comum o assunto se torna, com menos receios e mais perto estaremos de eliminar o preconceito!

12.2 Pausa interrompida...

...Digestão desanda, voltam os estufamentos, inchaços. A doutora Mara me encaminha a uma nutricionista funcional especialista em imunidade e intestino. Inicio, então, acompanhamento com a doutora Gisela Savioli — outro presente em minha vida. Efetuamos novos ajustes alimentares e o protocolo parecia rígido, restrito, com o foco de comer "comida de verdade"[4]. Quando pensei que já tinha cortado o necessário, ainda havia o que "destemperar", sempre há! Processo contínuo de afinação. Além dos produtos lácteos e do glúten, fiquei um período sem milho, ovo, oleaginosas. Topei o desafio de seguir à risca pelo menos trinta dias. Confesso que duvidei dos possíveis resultados, mas não tinha nada a perder.

Em paralelo, decidi descortinar para algo **novo (ou antigo)**. Abri janelas, portas, e adentrei no meu mundo interno. Fui com tudo, com todos os ingredientes que me compõem, e até hoje

---

4   Comida de verdade é tudo que vem da natureza, não tem rótulo, não precisa de propaganda, é o próprio ingrediente. Hoje se come mais produtos alimentícios do que comida de verdade!

sigo, sempre acompanhada pela voz doce e firme que me diz em sessão: "Esta terra é fértil!".

Dois cérebros bem cuidados: intestino e mente. Minha alma aspirava por esses encontros, buscou meios, e Deus mandou anjos especialistas no assunto! "Há pessoas que nos roubam e há pessoas que nos devolvem!" (MELO, 2013, 214).

13
Desafios

Missão dada é missão cumprida. Com disciplina, segui o protocolo da doutora Gisela e em trinta dias muitas mudanças já eram visíveis no meu corpo. Considerável melhora da qualidade digestiva, mais conhecimento sobre minhas absorções, individualidade bioquímica. Mas principalmente meu olhar ampliou-se para a relação com a comida.

Uma das orientações da nutricionista, doutora Gisela, foi evitar os sucos. Suco? Não pode? Excesso de frutose[1].

"Você já viu suco em árvores? Na natureza há frutas, e não suco!", me disse ela.

Para fazer um suco de laranja, por exemplo, é necessário usar de quatro a cinco laranjas. Se optarmos por comer a fruta, provavelmente comeremos uma única laranja.

---

1 Depois de passar pelo intestino, a frutose é rapidamente levada para o fígado, onde é transformada em glicose e utilizada como energia por células hepáticas; em seguida, é armazenada como glicogênio hepático ou transformada em ácidos graxos livres (gordura).

Apenas uma orientação nutricional? Mais que isso. Uma exortação a resgatar a essência da criação, da nossa relação com ela e com o Criador.

O solo, a água, as montanhas: tudo é carícia de Deus. A história da própria amizade com Deus desenrola-se sempre num espaço geográfico que se torna um sinal muito pessoal, e cada um de nós guarda na memória lugares cuja lembrança nos faz muito bem. Quem cresceu no meio de montes, quem na infância se sentava junto do riacho para beber, ou quem jogava numa praça do seu bairro, quando volta a esses lugares sente-se chamado a recuperar a sua própria identidade (PAPA FRANCISCO, 2015, § 84).

Vivemos o progresso material ilimitado, em que a qualidade de vida está associada ao ter, e nos distanciamos da natureza de cada ser e das ligações mútuas entre todos. O que requer mudanças profundas no estilo de vida, modelos de produção e de consumo. Em busca de praticidade e agilidade, desenraizamos nosso padrão alimentar, de caseiro para comida industrializada. Noventa por cento da população brasileira não consome com frequência legumes e frutas; o consumo de lanches ricos em carboidratos simples é maior, o que resulta numa sociedade subnutrida e obesa. Hoje muitas crianças acham que batata é batata frita, que o frango já nasce em bandeja. Estamos diante de um grande desafio educacional!

Um mundo frágil, com um ser humano a quem Deus confia o seu cuidado, interpela a nossa inteligência para reconhecer como deveremos orientar, cultivar e limitar o nosso poder (PAPA FRANCISCO, 2015, § 78).

Restrições alimentares, placas na pele, carências; tudo causou em mim movimento de busca, e no "caminho de volta" olhei para trás, e/ou para dentro... cheguei à minha infância. Recordações do que me movia. Produções infantis mostram caminhos. E claramente estavam ali meus dons manuais, potenciais individuais, únicos. Um sentimento maior me toma, e cozinhar deixa de ser apenas o ato de preparar um alimento para saciar a fome; torna-se um canal de expressão da minha arte, um canal de cuidados comigo e com o outro. Contato com essência. Encontro criatura, criação e Criador. O alimento toma a dimensão de nutrir não só o corpo, mas também a alma!

[...] contemplar a criação significa também escutar uma mensagem, ouvir uma voz paradoxal e silenciosa [...] Prestando atenção a esta manifestação, o ser humano aprende a reconhecer-se a si mesmo na relação com as outras criaturas. Eu expresso-me exprimindo o mundo; exploro a minha sacralidade decifrando a do mundo (PAPA FRANCISCO, 2015, § 85).

14
"Descartando"

O lixo[1] (*Luis Fernando Verissimo*)

Encontram-se na área de serviço. Cada um com seu pacote de lixo. É a primeira vez que se falam.
- Bom dia...
- Bom dia.
- A senhora é do 610.
- E o senhor do 612.
- É.
- Eu ainda não lhe conhecia pessoalmente...
- Pois é...
- Desculpe a minha indiscrição, mas tenho visto o seu lixo...
- O meu quê?
- O seu lixo.

---

1 Verissimo, Luis Fernando. Disponível em: <http://portaldoprofessor.mec.gov.br/fichaTecnicaAula.html?aula=7243>. Acesso em: 26 mar. 2018.

- Ah...
- Reparei que nunca é muito. Sua família deve ser pequena...
- Na verdade sou só eu.
- Mmmm. Notei também que o senhor usa muito comida em lata.
- É que eu tenho que fazer minha própria comida. E como não sei cozinhar...
- Entendo.
- A senhora também...
- Me chame de você.
- Você também perdoe a minha indiscrição, mas tenho visto alguns restos de comida em seu lixo. Champignons, coisas assim...
- É que eu gosto muito de cozinhar. Fazer pratos diferentes. Mas, como moro sozinha, às vezes sobra...
- A senhora... Você não tem família?
- Tenho, mas não aqui.
- No Espírito Santo.
- Como é que você sabe?
- Vejo uns envelopes no seu lixo. Do Espírito Santo.
- É. Mamãe escreve todas as semanas.
- Ela é professora?
- Isso é incrível! Como foi que você adivinhou?
- Pela letra no envelope. Achei que era letra de professora.
- O senhor não recebe muitas cartas. A julgar pelo seu lixo.
- Pois é...
- No outro dia tinha um envelope de telegrama amassado.
- É.
- Más notícias?
- Meu pai. Morreu.
- Sinto muito.
- Ele já estava bem velhinho. Lá no Sul. Há tempos não nos víamos.
- Foi por isso que você recomeçou a fumar?
- Como é que você sabe?

- De um dia para o outro começaram a aparecer carteiras de cigarro amassadas no seu lixo.
- É verdade. Mas consegui parar outra vez.
- Eu, graças a Deus, nunca fumei.
- Eu sei. Mas tenho visto uns vidrinhos de comprimido no seu lixo...
- Tranquilizantes. Foi uma fase. Já passou.
- Você brigou com o namorado, certo?
- Isso você também descobriu no lixo?
- Primeiro o buquê de flores, com o cartãozinho, jogado fora. Depois, muito lenço de papel.
- É, chorei bastante, mas já passou.
- Mas hoje ainda tem uns lencinhos...
- É que eu estou com um pouco de coriza.
- Ah.
- Vejo muita revista de palavras cruzadas no seu lixo.
- É. Sim. Bem. Eu fico muito em casa. Não saio muito. Sabe como é.
- Namorada?
- Não.
- Mas há uns dias tinha uma fotografia de mulher no seu lixo. Até bonitinha.
- Eu estava limpando umas gavetas. Coisa antiga.
- Você não rasgou a fotografia. Isso significa que, no fundo, você quer que ela volte.
- Você já está analisando o meu lixo!
- Não posso negar que o seu lixo me interessou.
- Engraçado. Quando examinei o seu lixo, decidi que gostaria de conhecê-la. Acho que foi a poesia.
- Não! Você viu meus poemas?
- Vi e gostei muito.
- Mas são muito ruins!
- Se você achasse eles ruins mesmo, teria rasgado. Eles só estavam dobrados.
- Se eu soubesse que você ia ler...

- Só não fiquei com eles porque, afinal, estaria roubando. Se bem que, não sei: o lixo da pessoa ainda é propriedade dela?
- Acho que não. Lixo é domínio público.
- Você tem razão. Através do lixo, o particular se torna público. O que sobra da nossa vida privada se integra com a sobra dos outros. O lixo é comunitário. É a nossa parte mais social. Será isso?
- Bom, aí você já está indo fundo demais no lixo. Acho que...
- Ontem, no seu lixo...
- O quê?
- Me enganei, ou eram cascas de camarão?
- Acertou. Comprei uns camarões graúdos e descasquei.
- Eu adoro camarão.
- Descasquei, mas ainda não comi. Quem sabe a gente pode...
- Jantar juntos?
- É.
- Não quero dar trabalho.
- Trabalho nenhum.
- Vai sujar a sua cozinha?
- Nada. Num instante se limpa tudo e põe os restos fora.
- No seu lixo ou no meu?

Fiquei pensando no meu lixo, fui lá ver: separados plástico, vidro, papel e orgânicos. Um lixo moderno. Sensação de dever cumprido. Será?

Comecei a pensar em como seria o lixo de antigamente. Entre os povos antigos não existia "consumo consciente", era um consumo empírico. Usavam-se plantas como remédio. Talos, cascas, sementes não eram descartados, eram ingredientes de caldos, molhos, chás, bebidas. Imaginei um lixo com resíduos orgânicos, sem produtos industrializados, onde os animais faziam a limpeza e a natureza tratava de degradar, reutilizar. Evolução à espreita, caminhando... mas ainda a passos lentos. Cresce a população e começam a formar-se as sociedades. Desenvolve-se a irrigação e os métodos de conservação de alimentos.

Evolução a passos já não tão lentos. Culminam revoluções agrícolas, revolução industrial e avanços científicos.

Evolução a passos largos. Migra-se de um sistema de biodiversidade para a monocultura, uso de fertilizantes agrícolas, agrotóxicos, espécies geneticamente modificadas (transgênicas), também processos industriais como refinamento, uso de aditivos químicos, corantes, conservantes, hidrogenação de gorduras, confinamento animal, uso de drogas veterinárias. Ufa... Tudo isso — e muito mais — sob o argumento de atender à demanda da população crescente e acabar com a fome!

Não foi o que aconteceu. "Há hoje, em todo o mundo, uma superprodução de alimentos, mas também, mais fome e miséria" (AZEVEDO, 2012, 40).

O padrão de produção moderno gerou vários desequilíbrios ambientais e sociais, como empobrecimento dos solos, extinção de espécies vegetais e animais, contaminação do ar e das águas. Desigualdades no campo, aumentando a situação de fome e miséria. Aquecimento global, doenças crônicas e mortes provenientes da manipulação e do consumo de agrotóxico, como depressão, suicídios, câncer, intoxicações agudas, dermatoses, esterilidade, mal de Parkinson etc.

Recordei do lixo da minha casa, quando eu ainda era criança. Já se viam embalagens de alimentos enlatados e em pacotinhos, indicando o início das idas da minha família ao mercado, um consumo que trazia novidades, descobertas de novos sabores. Na época, não ouvíamos falar em poluição, degradação, separação e reciclagem de lixo e nem questionávamos a origem daqueles "alimentos".

Você sabia?
O Brasil é hoje o maior consumidor de **agrotóxicos** do mundo. O brasileiro consome em média 5,2 litros de agroquímicos, o que é considerado um uso abusivo. A cada três vegetais consumidos, pelo menos um atinge níveis inaceitáveis, e essas substâncias tóxicas penetram o interior de folhas e polpas. A OMS reconheceu características cancerígenas no glifosato, o mais utilizado em nosso país.

Em poucos anos, evolução veloz, enraizada. E nos desenraizamos da nossa cultura alimentar local para um consumo uniformizado, predominantemente ocidental. Migramos da conexão para a desconexão consigo, com o outro e com o que nos origina. Parece contraditório, numa era de tanta conexão (virtual).

Embora a mudança faça parte da dinâmica dos sistemas complexos, a velocidade que hoje lhe impõe as ações humanas contrasta com a lentidão natural da evolução biológica. A isto vem juntar-se o problema de que os objetivos desta mudança rápida e constante não estão necessariamente orientados para o bem comum e para um desenvolvimento humano sustentável e integral. A mudança é algo desejável, mas torna-se preocupante quando se transforma em deterioração do mundo e da qualidade de vida de grande parte da humanidade (PAPA FRANCISCO, 2015, § 18).

E o lixo de hoje? O "lixo moderno". É retrato das nossas escolhas, do nosso estilo de vida. Antes se ser lixo, ele foi consumo. Consumimos alimentos, água, pessoas, coisas, tempo. Seres humanos, natureza e coisas rapidamente se convertem em lixo. Devolvemos algo? Ou simplesmente descartamos? Desperdiçamos? "E o desperdício da criação começa onde já não reconhecemos qualquer instância acima de nós, mas vemo-nos unicamente a nós mesmos" (PAPA FRANCISCO, 2015, § 6).

Urge descartar a cultura do descarte. Descartar a ideia de que somos dominadores, repensar o estilo de vida, de produção e consumo atual, em que deterioramos e degradamos a natureza, vidas humanas e a nossa própria vida.

Felizmente há bons exemplos de melhorias, como recuperações de florestas nativas, o uso de energia solar (energia limpa), saneamento de rios, aumento do consumo de produtos orgânicos[2] etc. E em todo o mundo, a cada dia, surge alguém,

---

2   O alimento orgânico não contem químicos, agrotóxicos, drogas veterinárias, antibióticos e nem víveres geneticamente modificados. Os animais vivem em seu hábitat e têm uma alimentação natural; utilizam-se de prebioticos, probioticos, homeopatia, fitoterapia para prevenção e tratamento de doenças.

algum movimento, alguma entidade ou uma ONG em prol da prosperidade da vida.

No final da década de 1980, multiplicaram-se organizações ligadas à produção orgânica, e esta vem crescendo em quantidade, qualidade e diversidade. Em conferências da ONU confirmou-se que a agricultura havia se tornado a principal fonte de poluição ambiental; o ar e a água poluídos, os solos degradados, a natureza em desequilíbrio não suportarão formas de vida saudáveis sobre a Terra.

Neste contexto é importante fazermos uma reflexão: a produção orgânica restaura o solo, antes degradado pela agricultura convencional, devolve à natureza o que o próprio homem tirou, ou seja, o equilíbrio entre os sistemas, solo, água, flora e fauna, as nascentes voltam a fluir, pois a produção orgânica preconiza a preservação das matas ciliares, o que assegura cuidado com a água. O alimento orgânico, portanto, é aquele produzido em ambiente com vitalidade positiva; logo, ele tem mais sabor e energia vital, tão importante para a saúde e o resgate da alimentação afetiva (José Maria Filho[3]).

E o que podemos fazer? Como começar?

Olhando para o meu lixo, me perguntei: por que ainda tantas embalagens? Posso reduzir esse consumo ou reutilizar essas embalagens? O que comprei era necessário? Fui além... De onde vêm esses alimentos? Quem os produz? O que envolve essa produção? O que consumi gerou desemprego? Fome? Gerou males a mim, ao outro e ao planeta? Fui mais além: tenho

---

3 Jornalista graduado pela Universidade de Mogi das Cruzes/SP, pós-graduado em Jornalismo Científico pelo LABJOR-UNICAMP; membro da Comissao de Suprimentos da Aberc (Associação Brasileira das Empresas de Refeições Coletivas); membro da ABJ (Associação Brasileira de Jornalismo Científico); editor-chefe da Revista Brasileira de Nutrição Funcional, diretor de Comunicação da CBTur (Câmara Brasileira de Turismo), conselheiro Consultivo da CNTU (Confederação Nacional dos Trabalhadores Liberais Universitários Regulamentados); conselheiro do CAE (Conselho de Alimentação Escolar/SP); membro do CSA-Brasil, diretor da JM – Assessoria de Imprensa & Comunicação, especializada nos segmentos de sustentabilidade, gastronomia, nutrição, indústria de alimentos.

partilhado em família, entre amigos? Tenho devolvido à Terra o que tão generosamente ela oferece?

Entendi que as primeiras mudanças começam em casa; fazendo minha parte, estarei contribuindo com o todo. Verdadeira revolução que começa internamente e impulsiona a uma conexão (real) consigo e tudo ao redor.

Façamos uma (R)Evolução do nosso lixo para que ele seja retrato de um resgate de raízes e essência. Afinal, que mundo queremos para nós, para nossos filhos e as próximas gerações?

15
Mise en place[1]

Aumentava o encanto pelas inúmeras possibilidades do uso de ingredientes e por suas funcionalidades. Eu contemplava os detalhes, as potências da natureza. Criatividade e sensibilidade ativadas, experimentava texturas, misturas, desmisturas. Diariamente novas informações, aprendizados. Sempre focada na digestão de alimentos e na digestão de situações do cotidiano. Sem pressa, fui adaptando a rotina da casa, do trabalho, buscando bem-estar para mim e para minha família. Dizer não, atender e desatender. Priorizar. Quando fiquei sem leite, glúten etc., me vi cheia de restrições. De "sobra", "ganhei" uma psoríase. Sobrava em mim léguas de distância do que era essencial. Restrita, fugia da falta, do ser (ou estar) frágil e feminina; do chorar quando se tem vontade; do ser a mãe, a filha, a amiga, a esposa, a profissional que falha.

---
1   Termo em francês que significa "pôr em ordem, fazer a disposição".

Nas reproduções de receitas, percebi que, mesmo sendo fiel aos itens e às formas de preparo indicados, o sabor não se repetia! Cada preparo era único. Elaborado com a emoção do momento. A mesma refeição que hoje ficou no ponto amanhã pode salgar, amargar, apimentar, queimar, desagradar ou até surpreender. Isso é liberdade! Diferentemente de um produto industrializado, quando há máquinas gerando padronização, produtividade, uniformidade, tudo previsível, igual, "nota DEZ"!

Liberei-me para mudar, criar, testar. Alquimia.

Introduzi ingredientes na relação com minha filha, inclusive os "nãos". Diminuí as exigências sobre ela, deixando-a ser menos que DEZ. Estimulando seus talentos. Menos agenda, mais brincar.

E como não me sentir em dívida com o relógio, com o mundo, comigo?

Ando fazendo o que cabe. Desobrigando-me diariamente de fazer tudo e de agradar a todos. Só Deus é onipotente, onisciente, onipresente.

O esforço em não desagradar o outro pode ser nocivo para ambas as partes. Desgastar quem se esforça e alimentar defeitos e fraquezas do outro. Faz parte frustrar e ser frustrado. Faz crescer. "Ser competente para lidar com frustrações só é possível se entrarmos em contato com a falta" (SPADA, 2005, 25).

Potinhos, *bowl*, xícara, utensílios, toalhinha, distribuídos e bem organizados na bancada da cozinha.

- 400 g de peixe em cubos temperados com suco de um limão + uma colher (café) de cúrcuma + pimenta-do-reino moída na hora;
- 2 batatas-doces médias, cozidas *al dente* e em rodelas;
- 1 cebola em rodelas;
- 100 g de tomatinhos-cereja inteiros;
- dentes de alho inteiros (equivalentes a duas cabeças médias);
- 1 maço de cheiro-verde picado;
- ramos de alecrim;

- azeite extravirgem;
- E s... SAL!!! Onde está o sal? Não tem sal? Como deixei faltar sal em casa? Pausa.
.
.
.

Falta seguida de minutos de susto. Frustração. "O que fazer agora?" "O que colocar no lugar?" "Como fica o sabor com a falta, ou sem o ingrediente faltante?" "É necessário colocar algo no lugar?" Desorganização. Organizo-me. Finalizo o preparo com os recursos que tenho em mãos: sal de ervas. Recursos internos. "Sapatinho de cristal".

Sal de ervas

INGREDIENTES

25 g de alecrim desidratado

25 g de manjericão desidratado

25 g de orégano desidratado

25 g de salsa desidratada

225 g de gergelim torrado

20 g de sal marinho

Modo de preparo

Processe tudo no liquidificar até ficar um pozinho fino. Armazene em recipientes de vidro (ver **Você sabia?**, p. 94) e use em preparações agregando sabor, nutrientes e ainda reduzindo o sódio.

> **Você sabia?**
> **Por que vidro?**
>
> Um dos grandes contaminantes ambientais hoje chama-se bisfenol A (BPA), um composto utilizado na fabricação de policarbonato, um tipo de resina usada na produção da maioria dos plásticos. O BPA também está presente na resina epóxi, utilizada na fabricação de revestimento interno de latas que acondicionam alimentos para evitar a ferrugem e prevenir a contaminação externa. Segundo os pesquisadores, o componente tem similaridade com o hormônio feminino e da tireoide.
>
> Estudos sugerem que, ao entrar em contato com o organismo humano, principalmente durante a vida intrauterina, a substância pode afetar o sistema endócrino, aumentando ou diminuindo a ação de hormônios naturalmente produzidos pelo corpo humano, trazendo danos à saúde, como infertilidade, modificações do desenvolvimento de órgãos sexuais internos, endometriose e câncer.
>
> Fonte: Sociedade Brasileira de Endocrinologia e Metabologia
> – https://www.endocrino.org.br.

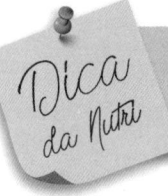

Dica da Nutri

As ervas desidratadas fornecem de forma concentrada seus micronutrientes (vitamina C, K, ferro, cálcio, potássio).

Sal de ervas em mãos, dei continuidade à montagem do prato:

Num refratário, em camadas, coloque: batata-doce, peixe, sal de ervas, um pouco de azeite, cebola, alho, tomates, cheiro-verde, alecrim. Regue com um fio de azeite e salpique mais sal de ervas, apenas uma pitada para finalizar.

Forno: 25 minutos. Usufrua.

16
Desmistificando

As mudanças de hábitos da nossa família não foram feitas do dia para a noite. Passaram-se alguns anos, vários "despertares". Resistimos. Vozes no corpo, gritos da alma. Desacelerar para enxergar. E, entre temperos e destemperos, conquistamos gradativamente mais saúde e equilíbrio.

Escutei comentários do tipo "O que você come?"; "Coitada... que sofrimento...". Interpretada algumas vezes como radical, aprofundei-me ainda mais nos estudos. Em paralelo, conheci pessoas com restrições e/ou alérgicas. Ou simplesmente amigas que desejavam uma lancheira mais saudável para o filho e me pediam dicas.

Pode ser que você já tenha experimentado uma comida dita como saudável e que não era saborosa. Ao ler ou escutar o termo "comida saudável", imediatamente sua memória se remete a algo insosso? Restrito? Ou sem sabor?

Aqui proponho o resgate de uma culinária instintiva, intuitiva, cheia de emoção, conexão e prazer.

Vamos à natureza, ela dispensa rótulos e *marketing*. Não há dúvidas. Brócolis é brócolis, cacau é cacau. É possível transformar receitas tradicionais, deixando-as mais nutritivas e muito saborosas! Sim. É possível! É possível fazer estrogonofe, massas, pães, molhos, bolos, brigadeiros, *cappuccino* com ingredientes que curam, que não poluem o meio ambiente, geram emprego e ainda nos emocionam pela harmonia interior e vitalidade.

Nossos padrões alimentares estão fortemente relacionados ao afeto. Desde a barriga da mãe, da amamentação e das primeiras comidinhas, recebemos alimento e amor. Celebrações em volta da mesa. Tristeza, alegria, tédio, emoções que podem nos remeter ao ato de comer. Eu, por exemplo, tinha uma dependência emocional de chocolates e doces, também do café com leite e do *cappuccino*. Adaptei-me compondo nutrição e sabor!

E, por falar em leite, quantos pensam ou pensaram como eu? Que dependem de leite de vaca para ter saúde, principalmente óssea. Mito! "De onde vem o cálcio do leite da vaca se ela não mama? Das folhas verde-escuras do pasto" (SAVIOLI, 2014a, 45).

Aprendi que só o leite materno é insubstituível. Num processo evolutivo, saí do leite em pó e do "longa vida" para o fresco, mas não digeria, não absorvia nem pequenas quantidades. Perguntam-me, às vezes: "O leite de vaca fresco é bom?". Essa resposta não deve ser minha. É individual. Analisando fatos: mesmo sendo "fresco", ele é pasteurizado, para matar bactérias. Nesse processo térmico, a enzima essencial para absorção do cálcio é destruída e também ocorre modificação na estrutura do leite (proteína, açúcar, gordura); ele se torna menos biodisponível, pobre em minerais, de difícil digestão, gerando consequências à saúde. Outras questões: Esse leite veio de uma vaca pulverizada com venenos? Qual era a alimentação dessa vaca? Ela era criada em confinamento? Que consequências este leite que estou tomando traz para mim, para minha saúde, para a saúde do outro e para o meio ambiente?

E como substituir? A natureza é sábia e nos presenteou com diversas fontes de nutrientes. É preciso só um pouco da nossa disponibilidade para se abrir ao novo (**novo ou antigo?**).

A cada dia descobrimos coisas novas sobre os alimentos, como também retomamos o conhecimento esquecido. As bebidas vegetais são excelentes fontes de nutrientes e versáteis na cozinha. Faço a extração do "leite" das oleaginosas — amêndoas, castanha-de-caju, macadâmia, gergelim — sendo meu preferido o leite de coco. Inclusive o coco virou a "despensa" da minha casa: água, fruta, leite, óleo, farinha, manteiga e açúcar. E, da despensa para a cozinha, inúmeras possibilidades! Encanto de soluções que esse fruto oferece...
Aroma incrível e sabor suave...
Riquezas nutricionais... Da cozinha para a mesa, da mesa para nosso corpo e nossa alma.

> **Você sabia?**
> O leite de coco é rico em minerais, cálcio, vitaminas A e E, atua como poderoso antioxidante. Destaque para sua gordura do bem, o ácido láurico, que só existe no leite materno e, depois do desmame, o ser humano reduz o contato com essa gordura de propriedades antimicrobiana, antifúngica e antiviral. É importante ressaltar que o leite materno é insubstituível!

Leite de coco

INGREDIENTES

1 coco maduro

500 ml de água morna (acrescente mais água, caso queira um leite mais fluido, ou reduza a quantidade de água para obter um leite mais denso)

Modo de preparo

Bata os ingredientes no liquidificador, passe num coador fino (ideal de pano) e armazene em um recipiente de vidro até cinco dias na geladeira.

Aproveite o resíduo. Leve-o ao forno para secar, em forno médio, por cerca de 15 minutos. Cuidado para não queimar! Vira uma farinha; se quiser mais fina, processe no liquidificador. Utilize em bolos, pães, para empanar etc.

DICA: após o consumo da água de coco, não jogue fora a polpa, ela é de fácil digestão e tem ação anti-inflamatória, é rica em fibras e potássio. Rejuvenesce o tecido danificado e fortalece o sistema nervoso central.

> **Você sabia?**
> A água do coco verde hidrata e carrega com eficácia os nutrientes para o interior das células. "Assim, qualquer ingrediente saudável batido com água de coco é melhor e mais rapidamente aproveitado pelo organismo" (PASSOS, 2017).

Ceviche de polpa de coco

INGREDIENTES

Polpa de 3 cocos-verdes em tiras

2 tomates cortados em cubos

meia cebola roxa em tiras finas

suco de 2 limões

suco de 1 laranja

salsinha, azeite, sal e pimenta-do-reino a gosto

Modo de preparo

Misture tudo em um *bowl*, leve à geladeira por dez minutos e então sirva.

Você sabia?

O óleo de coco extravirgem (extraído a frio) é uma gordura retirada da polpa, a maior parte é triglicerídeo de cadeia média (TCM): ácido láurico (cerca de 40%), ácido cáprico, ácido caprílico, ácido mirístico e ácido palmítico. No nosso organismo, o ácido láurico é convertido em monolaurina, e ambos têm como exemplo uma ação antimicrobiana, assim como os demais ácidos graxos saturados. Possuem também os ácidos graxos insaturados: o ácido linoleico (ou ômega 6, que reduz os níveis de LDL e aumenta os de HDL) e o ácido oleico (ou ômega 9, que reduz os níveis de LDL). Os polifenóis, como o ácido gálico, são responsáveis pelo sabor e aroma do óleo de coco. O óleo de coco virgem, por exemplo, é rico em polifenóis. Também é fonte de vitaminas do tipo E e K, e do mineral ferro. Diferentemente de outras gorduras saturadas, é anti-inflamatório, podendo ajudar o sistema imune. Não perde suas propriedades quando aquecido e, segundo um estudo da UFRJ, o ideal é consumir uma colher de sopa por dia. Nessa quantidade e com essa frequência, concluindo, o óleo de coco aumenta os níveis de colesterol bom (HDL) e ainda reduz a glicemia em obesos. Atenção: o óleo de coco continua sendo um tipo de gordura, é calórico e, se for consumido em excesso, pode levar ao ganho de peso.

Uso este óleo nos diversos preparos[1]: ovos mexidos, tortas, bolos, moqueca, pipoca, brigadeiro, queijo vegano etc. Também uso como hidratante para o corpo, cabelo, unhas, e faço meu próprio desodorante[2] (ver a seguir como fazer hidratante e desodorante).

Como fazer seu próprio hidratante

INGREDIENTES

50 ml de óleo de coco
50 ml de óleo de amêndoas
50 ml de manteiga de cacau (ou cupuaçu, ou *carité*)

Modo de preparo

Bata tudo com *mixer* e armazene em potinhos de vidro.

---

1 Alterne as gorduras com foco na qualidade e quantidade ideais, sob orientação médica.
2 Consulte sempre seu médico/dermatologista. Lembre-se de que somos individuais; o que pode ser bom para um não necessariamente o será para o outro.

Como fazer seu próprio desodorante

INGREDIENTES

4 colheres (sopa) de óleo de coco derretido, caso esteja sólido — abaixo de 25°C ele fica sólido

2 colheres (sopa) de bicarbonato de sódio

gotinhas de óleos essenciais (opcional)

> **Você sabia?**
> O açúcar de coco é obtido a partir das seivas das flores do coqueiro; é fonte de zinco, potássio, magnésio, ferro, vitaminas do complexo B e possui baixo índice glicêmico[3].

Modo de preparo

Misture bem e armazene em um potinho de vidro com capacidade para 40 gramas.

E o meu cappuccino?

INGREDIENTES

meia xícara de café coado quente

meia xícara de leite de coco caseiro quente

1 pontinha da colher (café) de *ghee* (opcional)

1 colher (chá) de açúcar de coco

1 pitada de canela em pó

Modo de preparo

Bata tudo no liquidificador (ou *mixer*) e, se desejar, sirva com gotas de chocolate 70% no fundo da xícara.

---

3   O índice glicêmico diminui a velocidade de absorção da glicose no sangue, por isso diabéticos precisam buscar alimentos que tenham esse índice baixo. Recomenda-se o consumo equilibrado e sob orientação médica.

Desapegando-se do leite animal...

Leite de castanha-de-caju (ou amêndoa, avelã, gergelim, macadâmia)

Uma xícara da oleaginosa – deixe de molho por 8 horas, escorra a água, lave bem e processe no liquidificador com duas xícaras de água filtrada. Se desejar um leite mais fluido, coloque mais água; ou reduza a quantidade de água para obter uma bebida mais densa. Armazene na geladeira, em garrafa ou jarra de vidro por três dias.

Leite de inhame

Cozinhe um inhame em água e com a panela destampada.

Escorra e dispense a água do cozimento.

Bata o inhame com 2 copos de água no liquidificador.

Não precisa coar.

Dura dois dias na geladeira.

A variedade de ingredientes é importante para obter a diversidade de nutrientes, equilíbrio e saúde.

DICA: O inhame é rico em fibras, vitaminas e minerais, excelente antioxidante e anti-inflamatório. Mas consuma com moderação e sob orientação nutricional.

E meu brigadeiro?

No mercado já havia algumas versões sem produtos lácteos, geralmente à base de soja, açúcar refinado etc. Conhecedora dos riscos da soja — não fermentada, transgênica — e de tudo que envolve seu cultivo, como também dos males do açúcar refinado, já sabiamente trocado na rotina, não voltaria a consumir esses ingredientes.

A solução para meu brigadeiro estava em meia dúzia de bananas verdes. Creiam! Cozinhei as bananas na pressão, por vinte minutos, como indicado. Desprezei a água do cozimento, deixei as bananas amornarem e descasquei-as. Bananas no liquidificador com um pouquinho de água. Processo. Paro. Abro a tampa do liquidificador desconfiada, mexo com a espátula. Mais um minutinho e logo à minha frente vejo um creme denso, homogêneo e brilhante. Apreensiva e duvidando do resultado, continuei.

Panelinha e fogo baixo.

Uma colher (sopa) de óleo de coco; uma xícara da biomassa de banana verde que acabara de fazer; uma colher (sopa) de açúcar de coco ou demerara pulverizado[4]; uma colher (sopa) de achocolatado em pó orgânico[5]; três gotinhas de extrato de baunilha (não é essência artificial) e uma pitada de sal marinho.

Em cinco minutos, deu o ponto e a textura de brigadeiro, descolando do fundo da panela... Cheirinho de filme em dia de chuva, friozinho bom, edredom, pés se esquentando, pipoca e brigadeiro. Hora de provar. Coragem. Gratidão aos céus! E pensar que a biomassa de banana verde é um prebiótico, traz saúde digestiva; rica em triptofano, melhora o humor, combate depres-

---

4 Para deixar o açúcar demerara mais fininho, basta processá-lo no liquidificador até o ponto desejado.

5 Faça seu próprio achocolatado: uma xícara de cacau em pó 100% e uma xícara de açúcar de coco ou demerara pulverizado; misture bem e armazene em potes de vidro.

são, alivia os sintomas da TPM, aumenta a saciedade, reduz a vontade de comer doce, tem baixo índice glicêmico; também é um coringa na cozinha, emulsifica, dá textura. Utilizo em doces, bolos, molhos, pães, massas, vitaminas, sucos etc.

Caponata

Com as cascas das bananas é possível fazer esta caponata rica em fibras, minerais e vitaminas.

INGREDIENTES

Casca de banana verde orgânica cozida e desfiada (ou cortada em quadradinhos)

meio pimentão vermelho e meio pimentão amarelo orgânicos cortado em cubos

5 dentes de alho picados

1 cebola picada

1 maço de salsinha

200 g de uva passa

50 g de azeitona em fatias

1 punhado de nozes picadas

1 colher (sopa) de vinagre de maçã orgânico

azeite, sal e pimenta-do-reino a gosto

> **Você sabia?**
> Para a produção de um quilo de banana são utilizados 500 litros de água (*Water food print*, 2011[6]). Sua casca corresponde de 30% a 40% do peso. Dessa forma, a cada quilo de banana consumido estaremos desperdiçando até 200 litros de água se jogarmos a casca fora.
> Uma banana pesa aproximadamente 120 g, ou seja, exige 60 litros de água para ser produzida. Se jogarmos a casca fora, são desperdiçados 24 litros em uma única casca de banana não consumida, o que daria para tomar três minutos de banho, dar duas descargas ou lavar o rosto duas vezes (SABESP, 2014[7]).

---

6 Disponível em: <http://www.bancodealimentos.org.br/alimentacao-sustentavel/desperdicio-de-alimentos/>.
7 Idem.

Modo de preparo

Misture todos os ingredientes, exceto as nozes. Leve ao forno até os legumes amolecerem, agregue nozes, corrija o sal e leve à geladeira em potes de vidro.

> Receita do livro Escolhas e impactos, da doutora Gisela Savioli e do chef Renato Caleffi.

QUE TAL?

Nhoque de biomassa de banana verde com meu molho branco de castanha-de-caju

INGREDIENTES

2 ½ xícaras de biomassa de banana verde

1 ½ xícaras de farinha de arroz

2 colheres de sopa de azeite

1 colher (chá) de sal marinho

1 colher (chá) de cúrcuma em pó e pimenta-do-reino ralada na hora

Se quiser, agregue ervas a gosto.

Modo de preparo

Misture tudo até formar uma massa homogênea que solte das mãos. Para dar o ponto, pode agregar mais farinha de arroz, se necessário. Em uma superfície limpa, salpique farinha de arroz (use o mínimo possível), faça rolinhos compridos com a massa e corte-os em pedaços pequenos. Para cozinhar, leve uma panela com água ao fogo e, quando ferver, coloque uma porção da massa. Quando os nhoques subirem, retire-os com uma escumadeira, e assim sucessivamente. Sirva com molho branco (ver receita a seguir) e polvilhe sementes de abóboras (ou *nibs* de cacau, sementes de girassol, castanhas, nozes ou amêndoas laminadas).

E o meu molho branco?
(Novo com sabor de antigo)

INGREDIENTES

2 xícaras de leite de castanha-de-caju

¼ de cebola ralada

1 colher (sopa) de *ghee*

1 colher (sopa) de farinha de arroz

Uma pitada de noz-moscada e sal marinho a gosto

Modo de preparo

Numa panela, refogue a cebola na *ghee*, acrescente a farinha de arroz e, quando estiver uniforme, coloque o leite. Mexa até ficar homogêneo, agregue noz-moscada e sal, mexa até dar a consistência desejada.

E o meu estrogonofe?
(Novo com sabor de antigo)

INGREDIENTES

300 g de carne de boi ou frango orgânico (ou de cultivo sustentável), cortado em cubos.

1 colher (sopa) de sal verde (ver receita na p. 37) (ou meia cebola ralada e dois dentes de alho picados)

2 colheres (sopa) de molho de tomate orgânico

1 colher (sopa) de mostarda (livre de glutamato monossódico) (ver **Você sabia?**, p. 67)

2 colheres (sopa) de leite de castanha-de-caju

1 colher de biomassa de banana verde

½ xícara de chá de cogumelos paris (ou *shitake*, *shimeji* – opcionais)

um fio de azeite

1 colher (chá) de cúrcuma e pimenta-do-reino a gosto, moída na hora

Você sabia?
Para fazer as palhas de inhame, basta passar o inhame cru no ralador e fritar em óleo de coco.

Modo de preparo

Em uma panela, coloque o azeite, sal verde, junte a carne e deixe refogar. Tempere com a cúrcuma e a pimenta. Junte o molho de tomate e a mostarda. Acrescente os cogumelos. Depois, incorpore o leite de castanha-de-caju. Cozinhe até dar o ponto. Corrija o sal.

DICA: Sirva com arroz cateto orgânico e "palhas de inhame".

Nessa nutrição eficiente, com trocas inteligentes, ingredientes naturais e honestos, ficamos saciados bem antes de nos excedermos. Ficamos saciados na digestão, no paladar, e preenchidos pelas transformações em nós e no mundo. Costumo dizer que uma garfada consciente é uma gota no oceano. Mas uma gota que enche a vida de sentido no ser e no existir. "Vou adiante de modo intuitivo e sem procurar uma ideia: sou orgânica" (LISPECTOR, 2003).

17
"Desmaquiando"

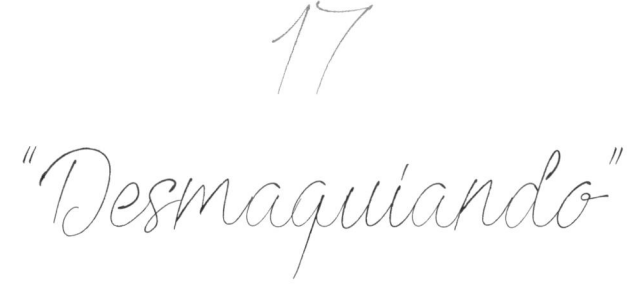

*Desde que minha vida saiu dos trilhos,
sinto que posso ir a qualquer lugar.*

Zack Magiezi

Fui adiante, entre estudos e instinto, apreciando sem pressa, suave, atenta às sensações que o alimento me gerava... audição, visão, tato, olfato e paladar envolvidos nas construções e desconstruções. Sentidos que me conduziam a outros sentidos. Cozinhando, elaborei muito sobre meu mundo emocional e também concreto, do dia a dia. Entre preparos e degustações, surgiam questionamentos e respostas. O trem parecia estar no trilho. De repente, calmaria invadida. Desencarrilha. Ansiedade. Algo se expandia dentro de mim. O quê? Para quê?

Um texto muito profundo, atual e emergencial veio como luz, e eu compreendi melhor o que me invadia ou nascia do meu coração. Foi a *Encíclica Laudato Si'* do Papa Francisco, texto que nos interpela sobre o cuidado com a nossa "casa comum", o planeta. Geralmente dissociamos os conceitos de saúde do ser humano, sua "qualidade de vida", dos conceitos de saúde de tudo mais que o rodeia. O cuidado consigo implica necessariamente o cuidado com todos os outros víveres.

Oxigenada por essa encíclica, as coisas começaram a ficar cada vez mais claras. Queria gritar ao mundo o bem que fizeram e têm feito as mudanças de rotina e alimentação em mim, na minha família e nas pessoas próximas; a tomada de consciência nos liberta para fazer escolhas inteligentes e que integram uma força maior e do bem. Processo que se desenrola em meio à criatividade e ao uso de recursos internos e externos. Decidi, então, entrar nas redes sociais. Incentivada e orientada por Bruna, minha enteada — eu não tinha muita afinidade com esse recurso tecnológico — criei perfis no Instagram e no Facebook para oferecer um "espaço de bem-estar", contendo receitinhas e também dicas de tudo que pudesse gerar saúde física e emocional. E aí outro universo de possibilidades se descortinou.

Novos contatos, a cada dia mais "seguidores", "curtidas" e, de forma orgânica, sem pressa, o meu perfil nas redes sociais foi crescendo em acesso e em envolvimento. Porém, ansiava ir além, faltava algo. Despertei! A internet seria uma ponte, porque o que eu queria mesmo era proximidade física, "sem maquiagem"; resgatar encontros ao redor da mesa, boas conversas, momentos afetivos sem "emojis", em que houvesse trocas de experiências, de conhecimento, e tudo regado a bons aromas e sabores. Explosão de ideias. Ainda sem um formato definido, tinha de organizar e de experimentar.

Em paralelo, uma forte inspiração. Se havia alguma incerteza, receio, qualquer dúvida em relação aos meus anseios, Catarina — "minha Cata" — foi a grande impulsionadora do projeto. Aos 28 anos de idade, ela descobriu ter um câncer de mediastino devastador. Lutou com um sorriso no rosto. Engajada no movimento "Além da Cura", levantou a autoestima de muitas mulheres, motivou e alegrou corações disponibilizando seus dons.

Em janeiro de 2016 ela veio de Recife para São Paulo em busca de outras opiniões médicas, possibilidades de tratamento, e fomos presenteados com sua companhia por alguns dias em nossa casa. Vivenciamos tantas dificuldades, efeitos dos tratamentos agressivos — e pensar que grandes indústrias que produzem os quimioterápicos também produzem os agrotóxicos — e, em meio à falta de ar, à dor, à queda de cabelo, à desconstrução da própria imagem, ela conseguiu "fazer do limão uma limonada" e desse grande "azedume" adoçou sua alma e muitas outras. Cata era maquiadora profissional. Aproveitamos que ela estava em São Paulo e montamos um grupo de mulheres para fazer um curso com ela. Lotou. Mulherada a caminho, um cheiro bom vinha da cozinha: saladinha de quinoa, quiche, caponata, bolos, brigadeiro... Coloquei amor em cada detalhe, desde o planejamento e a organização dos ingredientes — cortar, picar, temperar — até a espera de ficar pronto e servir com o capricho suficiente para encantar. Temperada pelo momento afetivo, degustei muitas emoções e também comentários do tipo: "Que delícia... Isso é casca de banana? Parece carne!". "Brigadeiro maravilhoso! Certeza que não tem leite condensado? Feito com biomassa de banana verde? Como faz?"

Agitação, risos, confidências. Respirei. Voltei à minha calmaria interior. Desapeguei-me dos elogios e do desejo de recebê-los. Desapeguei-me da minha crítica. Observei. Mulheres chegaram "desmaquiadas" para aprender técnicas de maquiagem, também vivenciaram novos sabores, receitas compartilhadas, dicas, trocas, muitas trocas de bons afetos. Noite agradável, todos sentiam-se em casa. E eu estava ali, essencialmente "desmaquiada", "desrotulada". Desconstruída e em construção. Desmisturada em cada mistura de ingredientes.

> É preciso desconstruir, é preciso retirar todo rótulo, todo padrão, é preciso tirar todas as críticas e todos os elogios, eles são celas, algumas celas são mais bonitas do que outras, mas ainda são celas, a função básica de uma cela é a de privar-nos da liberdade e nos separar de nós mesmos. Separar-nos do céu e da possibilidade do infinito.
>
> Por mais que a nossa consciência nos alerte sobre quem somos, muitas vezes os rótulos causam uma neblina que nos impede de seguir em frente e esse fenômeno ocorre

justamente quando encaramos o nosso espelho que fica acima da pia do banheiro, nesse hábito corriqueiro e matinal existe uma grande verdade, um dia você olhará naquele espelho e a pergunta temida estará lá: "Quem sou eu?".
Apenas sou. Apenas existo.
Quebrei o espelho, pela liberdade de ser alguém sem reflexo.
Serei enigma.

(MAGIEZI, 2016).

Com a visão mais clarificada, agi.

Um mês depois, realizei o primeiro, ou melhor, segundo encontro. Foi a fundação de um movimento planejado pelo sentir, rico em essência e instinto; pensado por corações desejosos de compartilhar o bem. Catarina já havia voltado para Recife, mas estava na torcida, e eu, trazendo-a no coração, me enchi de coragem. Dividi o projeto com a família e com pessoas que poderiam me apoiar. Quantas mãos surgiram. Eu estava no caminho. Era isso!

Escolha do espaço... Queria que as pessoas se sentissem em casa, num ambiente descontraído e aconchegante. Local definido: minha casa. E o conteúdo? Integrei teoria e prática com o foco de levar conhecimento sobre as funcionalidades dos alimentos, informar sobre a realidade produtiva, riscos da alimentação ultraprocessada e com venenos; resgatar o prazer de cozinhar com praticidade, degustar variedades e principalmente vivenciar trocas de experiências e bons afetos.

Eu, dona de casa, mãe, esposa, empresária, que não gostava de cozinhar, por necessidade, aventurei-me na cozinha e me apaixonei. Senti que deveria agregar mais talentos. Sim! Isso é corrente do bem! E, mais um precioso elo, a nutricionista Bruna Andreoli[1] abraçou a causa.

---

1 Graduada em Nutrição (Centro Universitário São Camilo – 2010), especializada em Terapia Nutricional e Nutrição Clínica (Ganep Nutrição Humana – 2012), é nutricionista clínica no Instituto de Oncologia do Hospital Santa Paula. Realiza atendimento em domicílio como *personal diet* e é consultora nutricional nas áreas clínica, esportiva e funcional.

As vagas esgotaram-se. Chegou o dia: 27 de fevereiro de 2016 nasceu a Confraria Trocas Saudáveis.

Checklist:

- *Mise en place* – 14 receitas (ah... meus excessos!) – ok.
- *Slides* – ajustados – ok.
- *Data show* – ok.
- Flores, ar-condicionado, luz – ok.
- Apostilas – ok.
- "Equipe" – eu, Rodrigo, Maria Clara; minha funcionária e anjo da guarda Ida, Bruna Andreoli; minha amiga-irmã Gabi; Diego, amigo e sócio que virou fotógrafo nesse dia – todos a postos.

Caprichei na maquiagem da pele e, de peito aberto, desmaquiado, coração a mil, entrei "em cena". Um **"novo papel"**, **ou "antigo"**? Talvez "o antigo" redesenhado, reconstruído, ou em construção. Eu me lembrei de quando virei "mãe leoa" e perdi medos, como o de amamentar. Também nesse dia me desapeguei dos receios de "agradar e desagradar", das críticas. Sabia que iria faltar, falhar. Entre acertos e desacertos, estava inteira. Cinderela e gata borralheira, a Bela e a Fera. O que importava mesmo era viver o momento, experienciar. "Dei de mamar" e "amamentei-me". Com liberdade, brotava o que "naquela terra" — meu coração — havia germinado.

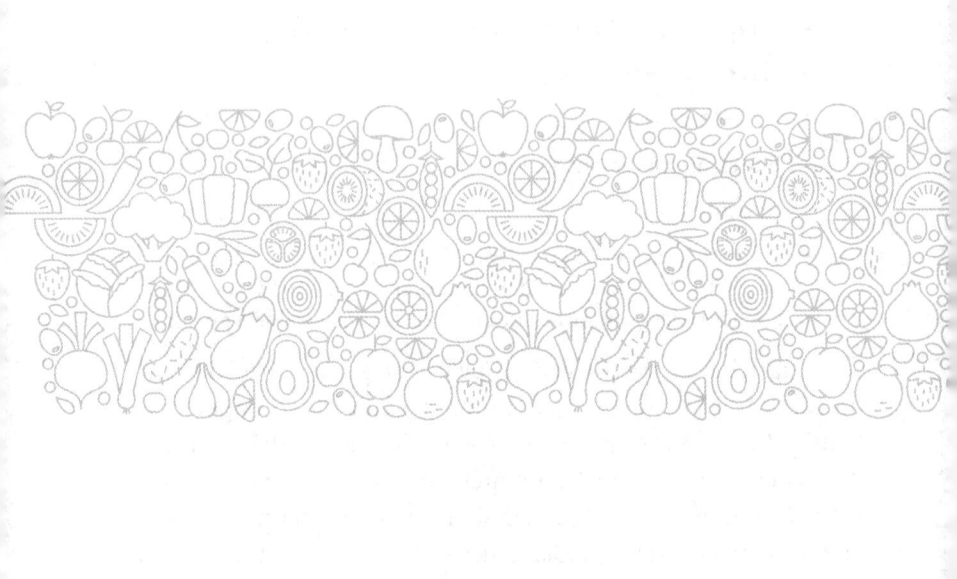

18
Desembarque

Nove de março de 2016. Desolamento. Destempero (do dicionário Aurélio). Descontentamento... Tantos "des" ("mais de dez"). Nesse dia recebi o telefonema de Rafael, marido de Catarina. Era inacreditável. Fui imediatamente para Recife, não podia ser. Três horas de voo, tempo suficientemente bom para embaralhar e desembaralhar pensamentos e sentimentos. Turbulência. "Mantenham os cintos afivelados até que o sinal luminoso se apague. Estamos passando por uma área de instabilidade."

Segui os protocolos de segurança. Mantive o cinto ajustado, cinto "manto protetor", vestida com "roupa de amiga saudosa". Lembrei-me de todos que estão no céu, meu irmão Bruno, minha avó Tatinha, tia Lulu, o amigo padre Richard, enfim... Uni-me ao Sagrado, aos "sinais luminosos", e rezei.

No desembarque, minha mãe me aguardava. Abraço forte. Nesses momentos parece que retornamos ao mais primitivo de nós, vamos ao encontro do princípio de tudo. Feto, embrião, palavra. Silêncio.

Chegamos. Lá estava ela, linda, com pó facial, *blush*, batom, sobrancelhas bem desenhadas, semblante sorridente... E, de alma desmaquiada, livre, voa alto e desembarca onde a luz nunca apaga.

> Almas livres são raras e você foi assim, amiga. Um anjo em tantas vidas, cumpriu sua missão deixando exemplo de força, determinação, de luta contra essa doença devastadora. Lutou com esse sorriso lindo, engajada em confortar e levantar a autoestima de outras mulheres... E a doença não a venceu! Você é que já não pertencia ao nosso mundo de criaturas, o mundo do Criador precisava de mais anjos, mais flores para ornar os jardins celestes! Descanso merecido! E, por aqui, vivemos a esperança do reencontro na vida eterna. Obrigada por nos ensinar que é possível sorrir em meio aos reveses da vida. Gratidão. Vamos levar em frente seu testemunho e fortalecer a luta contra o câncer!

Essa foi a minha despedida!... Silêncio. Dor. Três horas de voo Recife–São Paulo, sem turbulência. Apenas lembranças. Em paz. Aceito. Não compreendo, mas vou dando sentido. Não desanimo, não desabo. Uma força criança me oxigena. Parecia ter 8 anos, depois dos 38 anos. Aterrisso. Desembarco.

> Me vem a certeza de que não preciso ir longe, o lugar aprazível é exatamente onde estou. Tão bom aqui. Minha curiosidade se alegra em querer desvendar este chão ao redor (AZEVEDO, 2015, 264).

Foi lidando com a falta que oxigenei meu projeto. A mesma voz que me diz em sessão "esta terra é fértil" me ajudou a enxergar, entender e sentir que "a falta" é minha riqueza, é o que convoca meus recursos individuais e únicos, recursos "manto protetor". Não é fácil, é dolorido, mas o ganho é precioso. Recentemente li uma obra de Rubem Alves, *Ostra feliz não faz pérolas*, e, por curiosidade, pesquisei como se formam as pérolas. Um "invasor" entra na ostra — pode ser, por exemplo, um grão de areia — e gera uma irritação. Como defesa, um tecido muito fino chamado "manto" protege o animal revestindo os órgãos e ataca o invasor cobrindo-o com várias camadas de uma substância chamada madrepérola. Assim formam-se as pérolas, e esse processo leva em média três anos.

E em nós... o que nos "invade"? O que "irrita" nosso mundo interno? O que causa dor? A dor pode ser transformada em pérola? Penso que sim... Cada pérola gerada por nós, pelo nosso "manto protetor", faz a dor ganhar sentido e ser menos doída. "Pérola aprendizado", "pérola crescimento", "pérola novas oportunidades", pérolas, muitas pérolas... Sem pressa... Que possamos gerar e compartilhar!

> A beleza não elimina a tragédia, mas a torna suportável. A felicidade é um dom que deve ser simplesmente gozado. Ela se basta. Mas ela não cria. Não produz pérolas. São os que sofrem que produzem a beleza, para parar de sofrer. Esses são os artistas. Beethoven — como é possível que um homem completamente surdo, no fim da vida, tenha produzido uma obra que canta a alegria? Van Gogh, Cecília Meireles, Fernando Pessoa..." (ALVES, 2014).

Posso dizer que a confraria é uma pérola. Nasce das muitas "irritações", "invasões", dores, inquietações. Torna-se gota no oceano do bem e abre espaço para mais gotas, mais elos, mais pérolas.

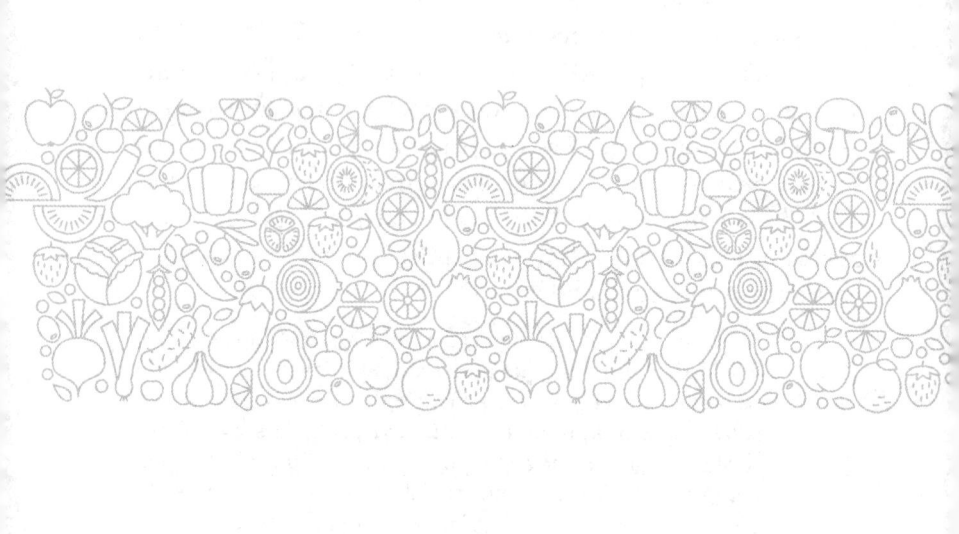

19
Descortinando
Para uma terra em transformação

Encorajada pela "força criança" e pelas muitas mãos generosas, desejosas de partilhar o bem, segui realizando os encontros da confraria. Nesse período surgiu mais um forte elo, José Maria — jornalista, cientista em nutrição e ser humano muito especial —, que "vestiu a roupa" da confraria e a cada dia nos enriquece mais com seu conhecimento e suas experiências. O movimento toma um formato itinerante e temático. Podendo acontecer em qualquer lugar, desde que seja um ambiente acolhedor, afetivo, onde as pessoas sintam-se em casa. Os temas são elaborados com foco em cada nicho de necessidades: primeiras trocas, cozinhando contra o câncer, casal funcional, revolução *kids*, almoço em família, lancheira funcional, ceia de Natal, entre outros. Sempre com palestrantes convidados, especialistas agregando e partilhando talentos.

Ao longo dos encontros, escuto os mais diversos comentários, elogios, críticas construtivas, e destaco aqui a observação quase unânime: o prazer que há na vivência de momentos com o outro, num contato real, ao vivo, *in loco*. Não por acaso o termo "conviver" deriva de *"cum viver"* = "comer junto"! E desse "conviver" sempre chegam relatos de despertares e, assim, a corrente do bem vai se multiplicando e criando raízes.

Em julho de 2016, por indicação do José Maria, conheci uma grande fazenda de orgânicos, no interior de São Paulo. Fomos em família, seria um passeio de férias educativo. Chegando lá encontramos mais do que diversão e educação, voltamos com a esperança fortalecida pela possibilidade de recuperação de terras tidas como "improdutivas" e geração de produtos honestos em maior escala.

Deparamos com um projeto "agroflorestal", pensamento que nasceu na década de 1970, a partir de uma mudança de atitude do cientista suíço Ernst Gotsch. Pesquisador dedicado ao melhoramento genético, que buscava, nas plantas, genótipos resistentes a doenças. Num determinado momento ele se perguntou: "E se nós melhorássemos as condições que damos às plantas, em vez de tentar buscar características genéticas nelas que as façam aguentar nossos maus-tratos?". A partir daí, Gotsch desenvolveu diversos estudos sobre sistemas complexos produtivos, buscando consórcios entre espécies, por exemplo, plantação de milho junto com feijão, trigo com ervilha ou framboesa, maçã com cereja, entre outras, obtendo sucesso em colheitas. Gotsch chegou ao Brasil em 1982 e em 1984 fixou-se numa fazenda no sul da Bahia, chamada Fazenda Fugidos da Terra Seca. Ali, continuou seus experimentos agroflorestais.

> **Você sabia?**
> **Conceito base da confraria**
> Cresce o número de pessoas com obesidade, hipertensão, diabetes, câncer, depressão e tantos outros distúrbios físicos e emocionais. As mudanças de hábitos se fazem necessárias e urgentes. As primeiras trocas são a base do conteúdo da confraria: trocas das gorduras ruins pelas boas, redução de sódio e açúcares, introdução de uma alimentação sem venenos, aproveitamento integral dos alimentos, consumo consciente, tudo através de dicas práticas e possíveis de serem aplicadas no dia a dia. É foco o olhar para dentro, o se conhecer, se observar e estar atento aos movimentos internos, adaptando rotina e conteúdo ao que harmoniza cada um: ser único e em construção.

Alcançou alta produtividade em grande variedade de espécies vegetais; destaque para o cacau e para a banana. Alimentava sua família e dali tirava sua renda. A Mata Atlântica renascia na área com sua fauna e flora, e cerca de catorze nascentes ressurgiram na fazenda, que hoje passou a chamar-se Fazenda Olhos d'Água.

Na natureza não existe concorrência e competição fria. Todas as relações são baseadas na cooperação e no amor incondicional, sempre orientada para a realização de uma função (GOTSCH, [s.d.]).

Alma tocada. Mente ampliada. Olhar descortinado para uma terra em transformação. Alimentada pelo que vi. Observações do mundo interno. Lições da natureza.

Escrevi:

> Terra seca, arenosa, dela não se tira nada além do que se vê... areia, pó... quanto capim ao redor... Não há recursos e nenhum recurso proverá vida ali!
> Uma voz diz:
> "Esta terra é boa, a falta é sua riqueza, o que lhe falta impulsiona vida! Falta umidade e onde está a chuva? Logo ali, com ela, a bananeira rica em água e nutrientes... chuva de ouro! Também o capim, erva daninha de solos pobres, é amigo íntimo desta terra 'sem vida'... Sem vida? Oh, olhos sem visão! E o pinheiro? Inimigo dos solos contaminados, mas dela é protetor, suas raízes profundas trazem solidez, proteção... sua sombra é cortina que abre e fecha para olhos de visão, olhos que abrem janelas para ver o sol nascer... olhos da terra em transformação".

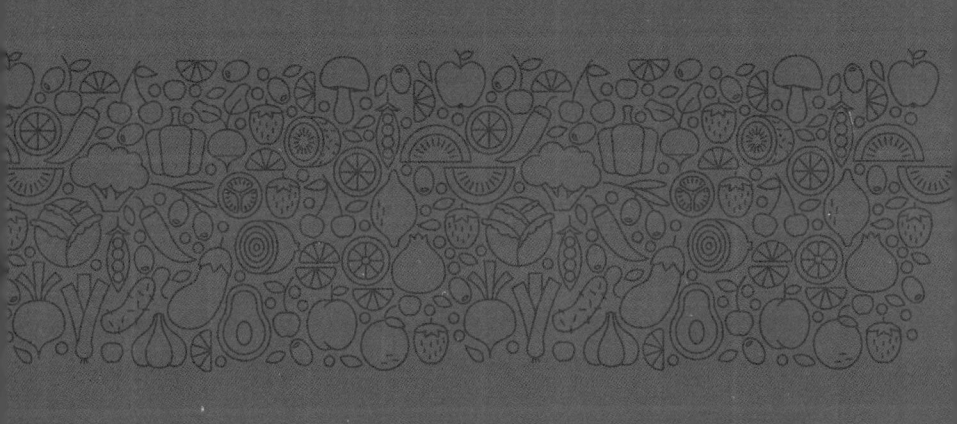

Parte II

*Aqui apresento um precioso acervo de destemperos,
verdadeiro "colar de pérolas", produzido por terras férteis
e em transformação; mulheres das mais variadas idades, profissões,
estruturas familiares... Fragmentos de almas inteiras.*

A mesa está servida. Bom apetite!

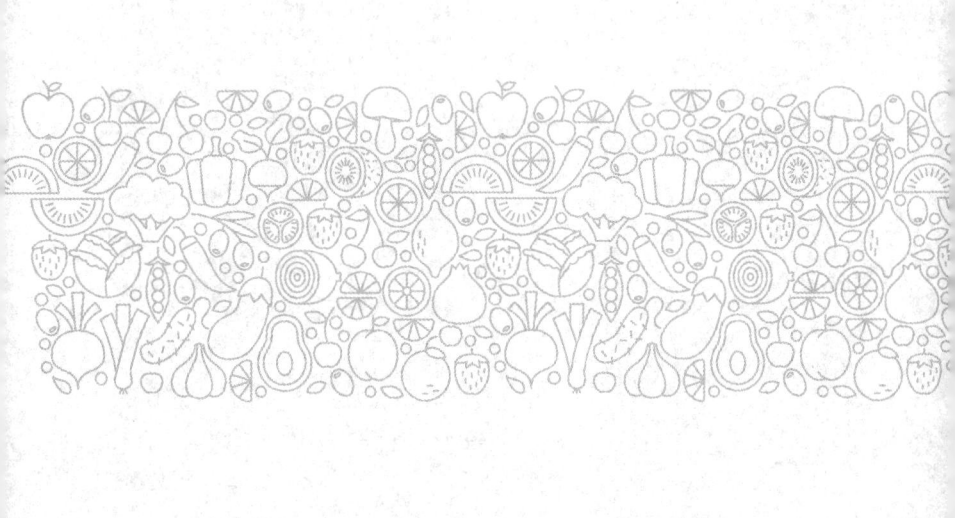

20 Mulheres em destempero

 Abro esta coletânea com um texto de minha filha, Maria Clara, criado por ela muito antes de eu decidir escrever este livro. Produções infantis apontam caminhos e podem nos despertar e muito ensinar.
 Com base na leitura de um livro, ela criou um novo desfecho para os personagens.

20.1 Dez-Des

 "Chegou o dia tão esperado! Era o aniversário de 8 anos do Finfo. Sua mãe Brisa queria ir ao *shopping* comprar o presente do filho amado. Mas seu pai, Lolo, disse que preferia criar algo original. Brisa concordou. Então, Lolo correu para a oficina e começou sua criação. Ele pensou: 'Meu filho precisa de um amigo, vou construir um cachorro robô que vai protegê-lo dos perigos'.

Parte II

Finfo estava entediado assistindo à TV até lembrar que era seu aniversário, pulou e pulou de alegria e abraçou seus pais!

Sua mãe fez um bolo de *DEZ* andares e foi à oficina mostrar o bolo para Lolo. Ela tropeçou em uma das ferramentas e o bolo caiu. Lolo falou:

— Não! Não acredito! Já está quase na hora da festa e o bolo desmanchou, e ainda não fiz o cachorro robô!

Lolo resolveu adotar um cachorro de verdade e Brisa fez um novo bolo de *apenas um andar, simples*, mas *muito bonito*! Todos foram comemorar na fogueira. Finfo adorou o bolo e o cachorro, a quem deu o nome de Duk, e todos começaram a dançar com muita alegria!"

Maria Clara, 9 anos

Recado dado. Destemperei. Desacelerei. Cuidei.

Bolo de um andar do Finfo
(bolo preferido da Maria Clara)

INGREDIENTES

1 xícara de feijão *azuki* cozido com caldo

4 ovos inteiros

meia colher (sopa) de água

2 xícaras de farinha de amêndoas e castanhas (trituradas no liquidificador)

meia xícara de fécula de batata

meia xícara de farinha de arroz

meia xícara de óleo de coco
150 g de chocolate 60% ou 70% cacau, em barra ou gotas
meia xícara de açúcar demerara pulverizado, ou mascavo, ou de coco
1 colher (sopa) de fermento para bolo

Cobertura

1 xícara de biomassa de banana verde
meia xícara de leite de coco caseiro
1 xícara de chocolate 70% cacau, em barra ou gotas

Modo de preparo

Bata no liquidificar o feijão com o caldo. Na batedeira, bata as gemas com água e, em seguida, coloque o açúcar, a farinha de arroz, a fécula de batata e a farinha de amêndoas e castanhas. Acrescente o óleo aos poucos e deixe incorporar bem a massa. Acrescente também o chocolate derretido, junte o feijão e misture tudo até ficar homogêneo. Misture as claras em neve e o fermento. Coloque a massa em uma forma untada e leve ao forno pré-aquecido a 180 °C, por 20 a 30 minutos.

Para a cobertura, misture numa panelinha a biomassa de banana verde, o leite de coco e o chocolate. Mexa até o ponto desejado e regue o bolo.

20.2 Descomplicando...

"Em pleno século XXI, se passa a história de uma garota 'linda, inteligente, divertida, comunicativa e muito feliz', a típica 'garota perfeita'. Mas a realidade era bem diferente. De fato, eu era mesmo comunicativa e divertida, mas cheia de questionamentos e de problemas particulares aos quais provavelmente ninguém daria importância, por isso eu não deixava transparecer de forma alguma minhas decepções e inseguranças — imagina o quanto seria desconfortável para minha família e meus amigos ter de lidar com uma dramática, neurótica e típica adolescente problemática, complicada? Nem eu conseguiria lidar com uma pessoa assim, aliás, já pensou se você não fosse você e tivesse de conviver com você mesmo no dia a dia? (Entendeu?) Enfim... Cheguei à conclusão de que eu definitivamente não me aguentaria, e isso me estimulou a não deixar que todos me vissem como uma garota que não controla seus próprios sentimentos e anseios.

Hoje, entendo que eu mesmo me magoei, não estava me permitindo viver essa fase tão incrível da vida: a adolescência, em que tudo o que importa é você. É algo bem egoísta, eu concordo, mas logo depois vem a faculdade, o estágio, o trabalho, as contas e mais, e mais responsabilidades. Pergunte-se agora, neste momento: você viveu no automático quanto tempo da sua vida? Ou melhor, quantos momentos você aproveitou, de fato, com seu(s) filho(s), pais, marido etc.? Se você realmente conseguiu reservar um momento com a sua família diante dessa vida caótica, parabéns! Porque são inúmeros os filhos revoltados com os pais por conta de falta de afeto, pessoas com diversos transtornos causados por traumas de infância; tudo isso causado por falta de atenção e de diálogo familiar.

Voltando um pouco para os meus dramas diários, era exatamente isto que faltava: uma conversa com os meus pais, um colo para chorar quando sentisse necessidade e pessoas que realmente me orientassem a passar por todas essas novas emoções. Vale lembrar que adultos já passaram pela fase da adolescência e sabem melhor do que ninguém que tudo isso é "APENAS" uma fase, sei que falta tempo para lidar com "dramas quaisquer", porém, para o adolescente são como abismos, e, para lidar melhor com o turbilhão de emoção dessa fase, basta, por um lado, a coragem de falar o que sente e, por outro lado, a coragem de acolher com menos crítica e mais escuta. Descomplique! Tudo que nós adolescentes queremos escutar é: 'Estou aqui'!".

Maria Giulia A. Gomes, 13 anos

20.3 Desencanando

"Os conflitos dentro de casa, o meu corpo, que não se encaixava nos padrões, e a saudade do meu pai, que se encontrava em um estado diferente, fizeram-me amadurecer um pouco antes do que deveria. Desde cedo, tinha o apelido de 'moça *véia*' por causa da conversa e das opiniões que não eram mais de criança. Mas o que eu podia fazer? Se eu não esperasse minha mãe acordada em casa depois do trabalho, não conseguia dormir; se eu não fizesse uma só questão da tarefa de casa, ficava com peso na consciência. Talvez tenha sido algo com o qual nasci: a responsabilidade.

Por causa dessa responsabilidade, sempre me esforcei para tirar boas notas. Conversava com meus pais quando algo estava me incomodando e não mentia. Ia todo os domingos à missa... Porém algo estava estranho. Eu me tornei um tanto controladora. Não só com as minhas coisas. Cresci querendo cuidar de todos à minha volta. Desapercebida, continuei a tentar ser algo que eu não era: adulta.

Para mim, toda essa preocupação era sinal de que eu era uma boa filha, uma boa estudante, irmã, amiga... Na verdade, eu estava sendo boa demais para os outros e pouco para mim. Só conseguia achar defeito na minha altura, no fato de não conseguir ficar todo ano entre os DEZ melhores da série, e sentia muita frustração ao tentar cuidar dos outros e não corresponder às minhas expectativas. Fui cansando com o tempo. Até que DESENCANEI.

Quando percebi o que estava fazendo, entendi aos poucos que eu deveria mudar. Não deixar de ser estudiosa, ou parar de me preocupar com as pessoas a minha volta; muito menos deixar de ir à missa, mas pensar que Deus está agindo e viver de forma mais leve. Deixar que as pessoas façam suas escolhas e, por mais que não me agradem, deixar que elas vivam as suas individualidades. Comecei a ser mais eu para mim e menos para os outros. Mas com amor por mim e pelo outro.

Bruna L. Gomes, 15 anos

Hambúrguer de carne orgânica e quinoa

A elas, minhas enteadas, filhas do coração, e também à Maria Clara e às minhas sobrinhas Thais e Fernanda dedico este hambúrguer descomplicado e nutritivo para desencanar dos muitos lanches que fizemos repletos de venenos e de calorias vazias.

INGREDIENTES

100 g de patinho moído (orgânico ou de cultivo sustentável com bem-estar animal)

100 g de quinoa cozida ou painço cozido em água por 15 minutos

meia xícara de cada: cenoura e cebola ralada

2 colheres (sopa) de cada: salsinha picada, azeite de oliva extravirgem e semente de chia

sal marinho a gosto

Rende em média de 6 a 8 hambúrgueres.

Modo de preparo

Misture todos os ingredientes, forme os hambúrgueres com as mãos e, em forma untada com azeite extravirgem, leve ao forno por 25 a 30 minutos.

> **Você sabia?**
> Quinoa significa "grão materno" no idioma inca. Ela é originária da Cordilheira dos Andes, e, durante milênios, foi o alimento básico para os povos nativos daquela região. Um dos poucos alimentos vegetais considerados uma proteína completa, composta de todos os aminoácidos essenciais.

Aproveite e faça seu próprio pão

INGREDIENTES

3 ovos

1 xícara de leite de amêndoas, castanhas, inhame ou coco

1 xícara de farinha de arroz integral

meia xícara de farinha de aveia
um quarto de xícara de polvilho doce
meia xicara de fécula de batata
meia xícara de azeite de oliva extravirgem ou óleo de coco
2 colheres (sopa) de farinha de linhaça
1 colher (café) de sal marinho
1 colher (sopa) de fermento para pão
gergelim torrado para polvilhar

Rende de 6 a 8 pãezinhos.

Modo de preparo

Bata todos os ingredientes no liquidificador, menos o fermento. Coloque a massa em uma tigela e acrescente o fermento. Distribua a massa em forminhas de hambúrguer untadas. Deixe descansar por 30 a 40 minutos. Polvilhe com gergelim (opcional) e asse em forno pré-aquecido por 25 minutos.

DICA: Ovos orgânicos e de aves caipiras, criadas soltas, que se alimentam de insetos e de plantas verdes, são fonte de ácidos graxos de boa qualidade, proteína, vitaminas e minerais.

DICA: Linhaça e gergelim fornecem cálcio, fibras, boas gorduras, proteína, enriquecendo de nutrientes essa receita.

20.4 Descabelada

"Enquanto escrevo este texto, meu coração se choca contra meu peito num pulsar de felicidade, quando eu finalmente entendo a agonia de nunca ser suficiente. Para compreender minhas emoções descritas aqui, você deve ter em mente que este texto foi escrito durante uma epifania.

A necessidade de se encaixar em padrões sociais sempre foi algo que esteve presente em mim. Mesmo não deixando transparecer, me afetava e atrasava a busca pela minha personalidade. Há algum tempo, meu peito estava apertado com algum sentimento que não conseguia ser traduzido em palavras. Foi necessário passar muito tempo isolada para entender e refletir sobre sentimentos que estavam presos. Vi-me por outros olhos e encontrei uma pessoa fútil, de pensamento fraco, que estava presa em opressões, e que, a cada dia, era alimentada pela vontade de preencher todos os padrões de beleza. Essa pessoa estava me consumindo e, conforme me isolava mais, causava tempestades de questionamentos. Essa pessoa não era eu, mas estava presa em mim, ocupando meus pensamentos. A agonia de não saber como me livrar disso me torturava e me deixava insegura quanto aos meus relacionamentos sociais. Eu não gostava mais de mim.

Porém, encontrei também a Beatriz, que havia muito tempo não se mostrava, com um senso artístico muito forte e despreocupada em agradar a todos os tipos de pessoa. A Beatriz, que buscava seu espaço no mundo. E ela estava morrendo. Naquele momento de iluminação, a vontade de me libertar de estereótipos me sufocou. A necessidade de mudar e de me libertar da Beatriz consumida por preconceitos me agarrou de jeito. Mudar minha cabeça, mudar minha aparência, desvincular-me de qualquer coisa que não pertencesse ao meu verdadeiro eu. E assim me pus a chorar, porque a alma diz muitas coisas, mas o poder de falar é do corpo. É preciso saber interpretar as emoções, traduzi-las em palavras. Descobri que o vazio no meu peito era, na verdade, eu. Minha individualidade que estava desaparecendo.

Cortar o cabelo. Somente cortar o cabelo? Parece um ato simples, sem muito significado, mas para uma pessoa presa às ditaduras da beleza, com medo de ser julgada e não ser aceita socialmente é um grande passo. Simboliza um recomeço: cortar a mente danificada e deixar aflorar uma nova consciência. Livrar-se de todos os conceitos distorcidos e poder construir uma nova pessoa. A necessidade de se libertar.

Eu agradeço imensamente à minha tia Tathy pela oportunidade de me fazer refletir sobre algo que estava me chamando havia muito tempo; era o empurrão que estava faltando. Hoje, e só hoje, eu entendi o que eu estava querendo."

Beatriz Fatigatti, 17 anos

20.5 Desafinando

"Amanheceu — o som e o corpo estavam no mesmo ritmo —, lá fora o sol anunciava sua chegada, abri os olhos e ainda com eles bem pequenos respirei, o peito se encheu e esvaziou me levando a perceber cada músculo que se movia com preguiça, ainda avaliando como passou a noite. Viro para o lado e levanto, os pés tocam o chão e já estão firmes, os braços se elevam e a vontade é de tocar o teto, crescer, esticar, alongar o corpo e esse momento.

Caminho pela casa fresca e silenciosa. Vou em direção à cozinha, minha mente já comemora a cerimônia que está para começar: beber a água, escolher a fruta, colocar a louça e abrir o pote de café, ah… logo o aroma vai se espalhar, preencher a casa inteira, despertar o olfato e anunciar: aqui começou um novo dia.

Olho pela janela e vejo o céu alto e azul, as pessoas já caminham rápido nas calçadas, todas parecem saber exatamente aonde querem chegar, mesmo que algumas nem estejam olhando o horizonte, apenas passem encarando os pés. As horas avançaram mais velozes do que eu gostaria, consulto o relógio e tenho de ir. Pés nos sapatos, previsões na bolsa e sigo para um novo dia.

Há poucas horas saí da cama e ainda me sinto dentro do compasso, acompanho o ritmo e acerto o passo pelo caminho. Sigo observando e me dou conta de que já há gente que vestiu a armadura, que segue para a batalha empunhando as armas, gente que vai com pressa e passa por cima. Sem nos ver ou nos ouvir, estes seguem a voz do comando: temos de correr contra o tempo para chegar lá! Lá?

Já sinto que a batida está diferente, parece que esqueci o tom, desafino, perdi a letra. Há muito barulho e pouco espaço para pausa. Vou seguindo a multidão, acompanho os passos e parecemos uma só massa, seguimos cheios de urgência, o destino, ninguém parou para perguntar. Lembro de respirar e de olhar ao redor, são tantos os rostos, devem ser tantas as histórias, mas neste momento parecem todos iguais, olhar fixo no celular, procuram novidades. Os personagens distantes se mostram ali ao alcance da mão na tela individual, novas caras, novas cores, novas notícias, novas viagens, novas descobertas. Ou talvez seja apenas a velha novidade que chegou de roupa nova, e seguimos, fingindo que tudo aquilo interessa.

À tarde a bagagem ficou pesada, a dor reclama, a visão perdeu foco, e aqui me vejo errando o passo. Talvez atender ao chamado que me convida ao prazer de comer seja a melhor proposta. Sigo em frente na expectativa de que depois me sinta mais plena e mais feliz. Escolho o restaurante, olho o cardápio e sento. A comida chega num piscar de olhos, denunciando que essa pausa vai passar mais rápido do que eu gostaria. Abro a boca e no instante seguinte já estou em pé. Sem perceber, já estou sem conexão, entrei no automático... lá fora ainda me chamam — não podemos perder tempo. Deixei passar uma chance de me abastecer de energia e de vida. A barriga está cheia, mas o vazio não vinha daí; encher é diferente de nutrir.

Ficou escuro, o sol se foi e nem me despedi. No caminho para casa a cabeça segue veloz, uma lista está sendo montada com as tarefas que ficarão para o próximo dia. Entro pela porta, tiro os sapatos e percebo os pés reclamarem por terem de suportar todo o meu peso. É hora de ver o que tem para comer, abro a geladeira e penso que seria bom escolher os ingredientes, preparar o prato. Mas como cheguei tarde deixo para amanhã os planos de sentar à mesa e apreciar uma bela refeição. Não sobra muita energia, e a mente pede repouso. Um banho rápido e me jogo na cama... de olhos fechados, acho que não vi o dia passar."

Gabriela de Sousa Leão Fávero

Trem-Bala

Não é sobre ter
todas as pessoas do mundo pra si
É sobre saber que em algum lugar
alguém zela por ti
É sobre cantar e poder escutar
mais do que a própria voz
É sobre dançar na chuva de vida
que cai sobre nós

É saber se sentir infinito
num universo tão vasto e bonito
É saber sonhar
e, então, fazer valer a pena cada verso
daquele poema sobre acreditar

Não é sobre chegar no topo do mundo
e saber que venceu
É sobre escalar e sentir
que o caminho te fortaleceu
É sobre ser abrigo

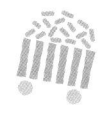

e também ter morada em outros corações
E assim ter amigos contigo
em todas as situações

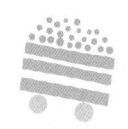

A gente não pode ter tudo
Qual seria a graça do mundo se fosse assim?
Por isso, eu prefiro sorrisos
e os presentes que a vida trouxe
pra perto de mim

Não é sobre tudo que o teu dinheiro
é capaz de comprar
E sim sobre cada momento
Sorriso a se compartilhar
Também não é sobre correr
contra o tempo pra ter sempre mais
porque quando menos se espera
a vida já ficou pra trás

Segura teu filho no colo
Sorria e abrace teus pais
Enquanto estão aqui
Que a vida é trem-bala, parceiro
E a gente é só passageiro prestes a partir
(ANA VILELA)

20.6 Dessalgando

"Às vezes me pego surpresa com a minha capacidade de me reinventar a cada dia nessa loucura e delícia que é saborear a vida. Por vezes, o tempero que me foi servido teve gosto amargo, aquele amargo de travar a boca, sabe? Gosto ruim que marca o paladar, mas que não pode se sobressair entre tantas outras doses diárias de dádivas açucaradas que a vida me serviu.

A história da minha cozinha começa assim: Deus me concedeu a felicidade de agregar às minhas receitas duas medidas de felicidade: Catarina, minha primogênita, e Gigi, nossa caçula. Desde a chegada delas, minha rotina mudou: passei a experimentar sensações, texturas e sabores que só os filhos são capazes de provocar em uma mãe. Alimentei minha alma com pitadas de choros, bocadinhos de sorrisos, colheres de carinho, xícaras de birras e litros de amor. Minha família era um prato cheio de afeto!

Mas, como nem tudo é mel, meu primeiro dessabor veio como água fervente que deixamos cair sem querer no corpo no descuido do preparo do café fresquinho... Um avinagrado acontecimento desestruturou minha doce e iluminada família. Após anos tentando fazer com que a bebida não mais fosse o prato principal do meu marido, após anos de luta para que ele pudesse provar do mélico da vida, nos vimos vencidas pela bebida, eu e minhas filhas tivemos de encarar a ácida realidade de conviver com o fato de o pai delas decidir adiantar sua ida pro céu, ele se foi e levou com ele parte das nossas vida também... Parecia azedume de leite, aquele que não se consegue nem sentir o cheiro, as pernas travam e dá uma vontade de parar no tempo, de não pensar em mais nada, de não seguir... Mas a gente segue! Reergue-se, joga fora a parte podre que insiste em ficar na cestinha do coração, e volta a colher novos frutos de amor, pois a vida não para, e nem pode, não é verdade?

Mas quem diria que o grande *chef* dos céus ia me colocar à prova novamente, hein? Logo eu, que sempre acreditei que nessa cozinha da vida a ordem natural das coisas era os *chefs* mais antigos saírem de cena para que os novos talentos pudessem brilhar. E brilhou! Catarina, minha pitada de ternura diária, descobriu o caudaloso câncer no mediastino aos 27 anos, lutou bravamente, me ofereceu novas receitas de perseverança para aguentar a jornada. Confesso que experimentei sabores horrendos, mas também sobremesas de entusiasmo não nos faltaram... E um ano após a descoberta da doença, o amado *chef* da vida levou minha pequena e brilhante ajudante para perto dele. Em vez de me amargurar, preferi acreditar que o talento dela foi logo reconhecido, e por isso ele levou minha 'bá' para inventar receitas de afago com ele. É dolorido, é custoso, é azedo, é amargo, é ácido. Jogaram sal na minha receita de pudim. É assim que passei a sentir o gosto das minhas refeições daquele momento em diante.

Hoje sinto que a saudade é um tempero que não sai do meu cardápio, mas quando se tem uma razão para continuar, e, no meu caso, tenho minha Gi, a gente tenta alimentar esse grãozinho de amor com muita fé e esperança em dias melhores. A gente se ajuda, se ama, se complementa. A cozinha não pode fechar! O alimento da alma é a certeza do reencontro, e dia após dia os destemperos da jornada se tornam combustível para continuar a preparar entradas, pratos principais e sobremesas de amor. Tive milhares de motivos para desistir... Mas um maior ainda para seguir em frente: Gigi, meu tempero de vida!"

Neide Souza, mulher exemplo de paciência,
fé e atitude; mãe de Cata e de Gigi

"Pudim" do céu

INGREDIENTES

1 xícara de leite de coco
um punhado de frutas vermelhas
1 colher (sobremesa) de melaço de cana
2 colheres (sopa) de sementes de chia

Modo de preparo

Bata o leite de coco, as frutas vermelhas e o melaço no liquidificador. Coloque num potinho de vidro, agregue a chia, tampe e mexa bem até distribuir uniformemente a chia. Ela vai soltar um gel. Armazene na geladeira até ganhar cremosidade.

DICA: As frutas vermelhas contêm nutrientes importantes na regulação do nosso corpo; são poderosos antioxidantes, auxiliando no combate ao envelhecimento precoce e a doenças como o câncer.

20.7 Descontraindo

"A vida é feita de momentos que nós podemos aproveitar ou simplesmente deixá-los escapar como areia nas mãos. Houve momentos que eu não queria ter vivido, e confesso que torci para que passassem rápido. Entretanto, muitas vezes, não percebi seus inícios, e muito menos quando chegavam ao fim. Tudo isso gerava em mim uma sensação estranha de ter vivenciado sem ter vivido. Parecia que eu estava lá, assistindo, sem estar atuando.

Na vida, estamos sempre correndo atrás de algo, aquilo que nos trará felicidade! Almejamos a carreira ideal, o trabalho que nos dará sucesso, o par que nos fará felizes para sempre, os filhos que formarão conosco uma família. E assim, sucessivamente, vamos partindo em busca de vários objetivos, sempre visando ao futuro, ao amanhã, quando seremos recompensados por tanto empenho.

Mas e os momentos que são parte de nossa vida? Onde ficam, nessa corrida desenfreada? Ah, muitos no meu caso ficaram esquecidos, largados ao vento, sem registros ou memórias... Olhando para trás, gostaria de ter uma máquina do tempo e de rebobinar minha vida, podendo vivê-la de outras maneiras.

Há exatamente dez anos — por conta de um desses momentos que a gente torce para não viver — me vi em um redemoinho de emoções que me fizeram rever vários conceitos de vida. Vencemos a tormenta, e digo isso no plural, pois foi uma batalha a dois. Saímos muito mais fortalecidos. Ela foi árdua, mas extremamente importante para me fazer enxergar o que realmente tinha valor, e o que podia ser levado pelo vento, sem memória, nem apego.

Pensando numa lista de DES, creio que o mais importante para mim foi o DESCONTRAIR. Antes, me pegava tensa ao imaginar se seria aceita numa roda, se a roupa estaria adequada para a festa, se o marido gostaria do novo corte de cabelo, se os filhos me amariam para sempre etc. Eu mesma alimentava as minhas tensões, afinal, tinha de seguir equilibrando meus pratos de boa esposa, filha exemplar, mulher ideal, profissional dedicada, e por aí afora.

Depois de termos vivido no fio da navalha, descobri a duras penas que os momentos estão aí para ser vividos, queira ou não. A forma como você lidará com eles é o que fará sua vida ser melhor ou pior.

Aquela frase batida é hoje para mim uma verdade inquestionável: se a vida te der um limão, é você quem vai escolher fazer dele uma limonada ou chupá-lo, com cara de arrepio e com um gosto azedo na boca.

Hoje consigo ser mais descontraída, e se gostarem do meu cabelo, ótimo, pois eu gostei antes de todos. Se quiser repetir a sobremesa da festa, maravilha, não preciso saber quem reparou. Se preferir dormir um pouco mais e a faxina começar mais tarde, perfeito, eu não tenho de bater ponto mesmo! E assim vou caminhando, DESCOBRINDO que os momentos estão aí, chegando sem parar. Se você lidar com eles de uma forma DESCONTRAÍDA, sua vida, com certeza, será muito mais leve. Assim, se lembrará com prazer das risadas, das trapalhadas, do que te fez despentear o cabelo com tanto prazer!"

Patrícia Castro

20.8 Desconstruindo

"A mudança está em nós e nas nossas atitudes e em nossos comportamentos diante de determinadas situações. Muitas vezes, precisamos passar por algum processo doloroso na vida para percebermos que algo está errado e que precisa ser mudado. É preciso dedicar um pouco do nosso tempo para nós mesmos, fazer algo que nos faça feliz, que nos renove e nos acrescente a cada dia.

Ninguém sabe mais das suas necessidades, angústias e aspirações do que você, e, na correria do dia a dia, é difícil priorizar o mundo interno, em detrimento do externo. Não podemos terceirizar isso. Precisamos nos construir diariamente, evoluir, aprender com os erros e acertos e aproveitar cada momento, pois a vida passa muito rápido e, quando paramos para pensar, já foi.

Tudo na vida é aprendizado, vamos evoluindo e crescendo nas nossas próprias experiências e necessidades. Como é bom ter o discernimento de entender o momento de desconstruir e de construir novamente. Durante muito tempo, vivi basicamente absorvendo problemas e me deixando sempre em segundo plano. Deixei de fazer coisas das quais até hoje me arrependo. Hoje, me permito fazer aquilo de que gosto e que me faz bem. Afinal, o tempo voa e, quando nos damos conta, a vida passou e perdemos as oportunidades que nos foram dadas.

É preciso se conhecer para entender nossa capacidade e também nossas limitações. Nada melhor que um dia após o outro, buscando sempre estar bem consigo mesmo. Quando nos conhecemos, tudo fica mais fácil, pois temos a opção de DESconstruir algo que não está legal e de construir novamente, sempre em busca de evolução; ser melhor hoje do que ontem, afinal, estamos sempre em processo de transformação."

Patrícia Lima

20.9 Desprogramando

"Toda vez que eu olho para trás e penso sobre como era minha vida, tenho a certeza de que escolhi a estrada certa, rumo à direção que aponta para a felicidade do meu coração, quando finalmente formei minha própria família!

É engraçado e até meio controverso falar assim, pois eu realmente desfrutei uma vida de solteira fantástica. Era formada e tinha um trabalho bacana, tinha mestrado, havia trabalhado e estudado na Europa, casa, carro, dinheiro, amigos, enfim, tudo o que uma jovem poderia desejar.

Sem grandes preocupações, saía de casa todas as manhãs e retornava somente no final do dia. Profissional perfeita, bem-sucedida e exclusivamente dedicada a si própria e, claro, ao seu trabalho.

A casa também era perfeita, bem-arrumada, descolada e sempre pronta para receber os amigos. Não havia nem um fio de cabelo fora do lugar. Tudo rigorosamente certinho e alinhado.

Ah, já ia me esquecendo, isso sem mencionar que eu tinha também um aquário, com um peixinho fofo e bonitinho, que não me perturbava, não reclamava e nem me exigia nada.

Perfect!

Em um belo e grandioso dia eu encontrei um príncipe encantador e encantado e, como em um conto de fadas, nos casamos. Logo em seguida, com a graça de Deus, tivemos uma bebê, uma linda e adorável garotinha.

Daquele momento em diante, e, sem que eu percebesse, aos poucos, o meu barco estava rumando para novas terras, para um universo até então desconhecido e inexplorado por mim.

Pode parecer normal, trivial, pois afinal a humanidade nasce, vive, se casa, tem filhos e segue a sua vida. Mas a verdade é que para mim não era tão trivial.

Foi a partir desse momento que eu aprendi, de fato, o exercício do desapego, da generosidade, da partilha e da doação incondicional para o outro.

Precisei me reinventar, me "desprogramar" de uma vida cheia de *glamour*, porém vazia de alma e sem qualquer afetividade.

Meu marido e minha filha foram sem dúvida os meus maiores destemperos, que me trouxeram de volta às origens das quais eu havia me distanciado.

Hoje não tenho uma vida de *glamour*, mas tenho *glamour* na minha vida. Tenho sal, pimenta, açúcar e fel. Tempero e destempero os desafios que a vida me proporciona e sigo trilhando a estrada, agora a três, em busca de tudo o que faz nosso coração feliz.

Hoje sei que não existe uma receita pronta e programada para a felicidade, mas, quando alguém me pergunta sobre isso, eu digo que tenho uma infalível lá em casa: a receita do bolo de caneca.

Adriana Lários

Bolo de caneca

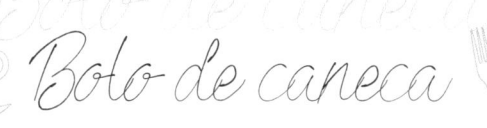

Receita de Adriana Lários

2 colheres (sopa) de farinha sem glúten

2 colheres (sopa) de farinha de aveia

3 colheres (sopa) de leite de coco

3 colheres (sopa) de cacau em pó

4 colheres (sopa) de açúcar de coco

4 colheres (sopa) de óleo de coco

1 ovo

Gotas de chocolate 75% a gosto!

Misture tudo, adicione fermento e coloque em uma caneca grande; leve ao micro ondas por dois minutos na potência máxima e pronto! É só servir e aproveitar!"

20.10 Desacostumando

"Seria triste se, depois de passados dez anos deste fato verídico em minha vida, tudo tivesse tomado outro rumo, diferente da alegria de descobrir e de aprender tantas coisas maravilhosas.

Dizem que o tempo cura tudo; no meu caso, acrescento a essa frase o gosto pela culinária também: 'O tempo e a culinária curam tudo'.

Era março de 2007 quando voltei de Chicago, onde morava com meu ex-marido e com meus filhos. Por diferentes razões, me vi no Brasil separada e com os dois meninos. Vivia nesse momento os mais diversos sentimentos, era tudo avassalador... Culpa, medo, insegurança, solidão.

Naquela confusão de sentimentos, percebi que era o momento de parar e de me concentrar no que realmente era importante: os filhos. Eles precisavam de uma mãe segura, forte e que acreditasse que tudo daria certo, afinal, estavam com 14 e 12 anos, respectivamente, e também passavam por diversas adaptações. A única certeza era de que precisava tornar a casa deles um lugar agradável, feliz e descontraído, realmente um lar. Mas como fazer? De que forma? Por onde começar?

Talvez tenha sido nesse momento que o lado mais forte se sobressaiu, o lado mãe. Deixei-me, então, ser levada por lembranças da minha infância, e consequentemente do modelo de mãe que tive, sempre dedicada e amorosa.

O que nos fazia querer estar em casa, eu e mais três irmãos? Comecei a relembrar que as refeições eram momentos felizes e de grandes trocas de ideias. Pronto, era isso! Mas confesso que não estava segura de que daria certo.

Nessa tentativa, algo interessante começou a acontecer: o prazer de cozinhar, a vontade de conhecer novos pratos e alimentos, tudo foi acontecendo espontaneamente. Estava redescobrindo coisas das quais eu realmente gostava, mas que havia praticado pouco. Enquanto eu preparava, eles ficavam ao meu lado, batíamos papo, ouvíamos músicas, eles me ajudavam a criar aperitivos, enfim, a casa se tornara algo agradável, tinha paladar, tinha cheiro, tinha vida e tinha amor.

Essa desconstrução de hábitos e de costumes tão sedimentados nos últimos vinte anos, e tão assustadora de início, passou a me renovar e a me fazer sorrir, dava alma para esse novo modelo de vida.

Nesse processo todo, fui me encantando em vê-los bem, e quis também me aprimorar; não bastava somente cozinhar, mas alimentá-los de forma saudável.

Acredito que quando estamos genuinamente abertas a novos conhecimentos, tudo conspira a nosso favor. Conheci novas e maravilhosas pessoas, venho aprendendo muito sobre alimentação saudável. Continuo fazendo da minha cozinha um lugar de aprendizados e de alegrias.

Hoje somos em cinco: meus filhos, meu atual marido, minha futura nora e eu. A vida foi mudando, os assuntos foram se diversificando, e já é necessário conciliarmos a agenda, mas o prazer da convivência em torno da mesa só aumenta."

Cássia Tonissi

20.11 Descompasso

"Tudo começa com o olhar alheio e com comentários jogados no ar. Pelo menos é assim que lembro, ou sinto. Sou esteticista, tenho 1,56 metro de altura e peso 75 quilos. Meu trabalho abraça a busca das pessoas por se sentirem melhores com a própria imagem. Ouvindo meus clientes e convivendo com eles, comecei a perceber que, por eu estar acima do peso e com celulite, eles me olhavam com avaliação e cobrança. Até um tempo atrás, eu não ligava; minha frase preferida era 'faça o que eu digo, mas não o que eu faço'. Porém, um dia, acordei e me senti triste, feia, com baixa autoestima.

Moro em São Paulo, um lugar urbano, que não tem praias, nem outras opções de programas ao ar livre com paisagens naturais. Os meus programas de socialização e convivência implicam comida e bebida. Ir a padarias, bares e restaurantes é a parte principal da minha programação de lazer.

Um dos momentos mais marcantes da minha vida aconteceu quando descobri uma gravidez inesperada. Eu tomava remédio e resolvi trocar a pílula; foi quando fiquei grávida. Naquele momento pensei desesperada em como havia engravidado assim gorda, e em como seria depois. A gravidez não vingou, mas me fez pensar que haveria uma segunda chance, e eu queria me preparar para quando esse momento acontecesse. Tenho de preparar o meu corpo e deixá-lo saudável para receber um filho. Aproveitei o impulso e fui com foco e força total. Passei a pesquisar sobre o assunto, com auxílio da internet. Comecei a ter uma alimentação mais limpa — com menos industrializados, mas sem passar fome — e a fazer muita atividade física. Isso foi no final de 2014; assim, consegui chegar aos 61 quilos, porém, ainda não estava satisfeita e me enxergava gorda, eu queria mais. Minha meta era usar manequim 38 e chegar a pesar 55 quilos.

Com essa ideia na cabeça, cometi um erro. Escolhi uma dieta chinesa radical. Era muita restrição, estava passando fome, e meu corpo, ficando fraco. Cheguei aos 58 quilos sem comer e sem energia, e aí percebi que, mesmo dessa forma tão restrita, eu não chegava aos 55 quilos. Fiquei mal. Era tão importante essa conquista para mim, que o assunto me consumia. Então, no início de 2016, eu continuava revoltada e triste, não conseguia enxergar o valor da minha conquista. Aos poucos, voltei a comer como antes, e parei de fazer atividade física, pois tinha me cansado da academia. Na minha visão, eu não havia mudado nada.

Durante o ano de 2016, escolhi deixar solto, conviver com meus amigos e familiares; esses encontros incluíam comer muito e tomar as cervejas de que tinha vontade. Por dentro eu ainda mantinha o plano de me cuidar, mas acabava sempre falando e pensando: 'Amanhã eu começo'. Passando meses com esse comportamento, fui jogando fora o que havia conquistado, estava me distanciando da boa forma, da saúde e da qualidade de vida. Voltei a pesar 69 quilos, e aí pensei: 'Por que fiz isso?'. A conclusão: uma autossabotagem! Aconteceu porque não enxerguei e não reconheci os méritos do que eu havia conseguido.

Entendo hoje que, para emagrecer, devo buscar ter uma vida mais simples, mas que tenha regras, vigilância e trocas. Não preciso ser radical, mas sim buscar os alimentos em sua forma mais natural e fazer atividade física. Preciso ser leve como as águas do rio, e na minha primeira tentativa fui ansiosa e segui o ritmo do mar, em que as ondas são intensas, vêm e vão constantemente.

Agora estou de volta à luta. Só que desta vez com mais calma, tentando purificar minha mente, pois é nela que se encontra a maioria dos nódulos de gordura, toda a celulite e outras imagens indesejadas. Acredito que, limpando a mente, podemos seguir em frente de uma forma mais verdadeira.

Entrei em 2017 dizendo: 'Este será o meu ano!'. Vou buscar melhorar, quero emagrecer e me enxergar como sou. Sei que isso será para toda a minha vida, vou devagar, dar um passo de cada vez, sem radicalismo e com menos cobrança. Quero passar por esse processo com atenção, para não deixar chegar os sentimentos de tristeza, de solidão ou frustração. E é assim que estou entrando em uma nova fase, aprendendo a me analisar e a buscar algo que lá no fundo queremos, mas que, sem determinação, não alçamos. Aqui, na minha praia de pedras, o espaço de socializar requer principalmente que eu coma e beba, mas eu quero e vou buscar alternativas, seguindo com meus desejos.

E assim navegando no meu rio, seguindo o caminho à frente, quero alcançar não só o emagrecimento, mas também boa forma do corpo e da mente. Melhorando assim os meus sentimentos por mim. Vendo que estou conseguindo ir em frente fico mais feliz e agradecida, por estar viva e ainda ter tempo de continuar. Respiro e sigo..."

Camila Viana

20.12 Desamarrando asas...

"Hoje é um dia muito especial para mim. Minha filha completa 18 anos e acaba de ser aprovada na universidade.

Tantos sonhos, ideais, fatos a serem vividos, coisas a realizar... O mundo aos seus pés, por acontecer. Sempre lhe dei muito apoio; sempre quis que ela se tornasse uma pessoa capaz. Capaz de tomar decisões, de ir atrás de seus objetivos, de resolver situações sozinha e de não depender de ninguém. Capaz de se tornar uma 'mulher de verdade', num contexto mais amadurecido e não clichê.

Hoje, vivo uma dualidade...

Meu lado mulher orgulha-se de suas conquistas. Sabe que ela é um ser humano do mundo, que irá galgar novos patamares e se tornará importante instrumento da vontade de Deus para fazer deste mundo tão sofrido um lugar melhor para se viver. Meu lado mulher começa a sentir que uma nova fase se inicia. Minha mocinha entrando na vida adulta, tomando conta de seus ideais e indo atrás de suas próprias conquistas. Que orgulho!

Porém, há também meu lado mãe.

Meu lado mãe vê que aquele bebezinho tão frágil e meigo, que necessitava de meus cuidados para tudo... está indo embora. Aquela criança que chegava correndo da escola com o cabelinho suado, doida para fazer bagunça com as amiguinhas e para brincar de *Barbie* está indo embora. Aquela mocinha que muitas vezes saiu fazendo campanhas e enquetes para a escola, que me tirou da cama de madrugada para buscá-la nas festas de 15 anos... está indo embora. Aquela jovenzinha que viveu intensamente a alegria e a agonia do primeiro namoro, a descoberta de si mesma, a conquista de ser ouvida por seus pais sem que suas ideias parecessem absurdas... está indo embora.

Acabou a fase da minha criança em casa!

Hoje, sinto-me realizada em perceber que chegou o momento do seu 'voo solo'. Porém filhos nunca crescem. Sinto que ela precisa de mim; acho que ainda é cedo para liberá-la para o mundo diante de tanta modernidade e discrepância que ele nos oferece hoje.

Que fazer? A universidade a convoca... E ela irá morar em outra cidade, cuidar da própria casa, da própria vida, sem que eu esteja tão perto para protegê-la.

Que fazer? Penso, penso e repenso e, quando acho que não vou encontrar solução, busco aquele que sempre é a resolução de todos os problemas. Intuitivamente vem a resposta. Que fazer? Amar! Amar no mais profundo e real sentido que essa palavra nos oferece. Amar deixando-a livre para suas escolhas; amar permitindo que ela busque seus próprios caminhos; amar sabendo que por trás de suas opções sempre haverá minha voz dentro dela orientando a direção a seguir, pois tenho a consciência de que lhe passei bons e nobres valores. Amar libertando-a para a vontade de Deus, que também nos ama assim. Amar como Maria na representação da Pietá de Michelangelo, entregando o próprio filho à vontade do Pai, confiando que somente assim seu Filho cumpriria dignamente a missão que se destinava para muitos.

Amar, simplesmente."

Claudia C. Pires Henares

20.13 Desorganizando para organizar

"Quando somos jovens, desejamos ter uma profissão, família, filhos, uma casa, amigos, fazer viagens, coisas que, aos poucos, vamos conquistando. Ao longo do caminho, percebemos que, com o acúmulo de atividades, perdemos algo muito precioso: o tempo. Dedicamos tempo para as atividades escolares e extracurriculares das crianças. Tempo para compromissos sociais e profissionais. Tempo para encontros com amigos. A cada dia surgem novos desejos e novos projetos que demandam mais tempo. E como organizar nossos dias para caber tudo isso se não temos o poder de fazer o relógio girar mais lentamente?

Minha vida mistura-se com a arte da comida. O encanto pela cozinha, pelas panelas, pelos sabores era natural em minha família. Nos meus sonhos, sempre me vi trabalhando com alimentação, culinária, gastronomia, escolha o nome que quiser. E consegui. E foi por meio desse contato direto e constante com a cozinha que sempre encontrei um jeito rápido e prático de preparar algo colorido para saborear. Mesmo em meio à falta de tempo, a hora das refeições era 'sagrada'. Mas os compromissos aumentaram, o tempo ficou cada vez mais curto e, consequentemente, ficou mais difícil manter essa alimentação equilibrada.

Observei que, mesmo eu, que cozinhava profissionalmente, já não conseguia mais degustar as refeições com o tempo adequado, ter um cardápio tão organizado. Como as outras pessoas reagiram a esse problema? Elas optaram por refeições mais rápidas e menos saudáveis. As famílias trocaram as receitas da vovó, que muitos tinham em casa, por comidas de 'rua'. O que deveria ser esporádico passou a ser diário, sem se perceber o quão prejudicial isso se tornava à saúde. Embora eu estivesse sobrecarregada, os encontros de minha família ao redor da mesa ainda aconteciam. Encontros perfeitos para surgimento de lindas histórias.

Ao perceber esse caos, surgiu uma vontade forte e única de mostrar às pessoas que era possível reorganizar não só a alimentação, mas a casa, a vida, e consequentemente resgatar nosso tempo e nosso equilíbrio. Mergulhei em livros e no conhecimento adquirido ao longo de minha vida, detalhando as atividades cotidianas que movimentam uma casa em busca de organização e de praticidade. Acreditava que era possível preparar comida de uma maneira mais rápida, mais prática e saudável sem passar o dia todo na cozinha. As pessoas não precisam acumular tantos ingredientes na despensa. Manter uma vida saudável, até para uma família sem rotina como a minha, com muitas viagens, é possível. Implementei métodos que deixaram as atividades de minha família mais funcionais em casa, proporcionando-me, assim, tempo para as pessoas que amo, para curtir os espaços da minha casa e para viver atividades prazerosas, sem deixar de lado a atividade física, a primeira de que eu abdiquei da minha rotina para ganhar mais tempo.

Precisei quebrar conceitos sobre como cozinhar, como limpar e organizar a casa, e passei a ministrar cursos, pois todas as tranquilidades que a praticidade estava agregando à minha vida não poderiam ficar limitadas a mim. E, por esse caminho de novas descobertas, encontrei pessoas especiais que me mostraram o poder medicinal do que se come. Mesmo conhecendo Tathy Araujo já há algum tempo, foi numa participação na Confraria Trocas Saudáveis que entendi o poder do alimento na mudança do nosso corpo e para nossa saúde. E toda a paixão pela gastronomia, que eu já sentia, ganhou um novo sentido em minha vida. Consegui organizar meu tempo, minha vida, a partir da organização da cozinha, o coração da casa."

Claudine Barros Lacerda

20.14 Desconectando com alquimia

Eu comecei a me interessar pela arte da cozinha há quatro anos; até então, não tinha interesse algum e praticamente nem conhecia os utensílios que eu tinha na cozinha.

Quatro anos atrás, meu marido chegou com a notícia de que teríamos convidados estrangeiros para jantar em casa, e eu logo achei que poderíamos pedir pizza, mas pensando bem resolvi que não seria a melhor opção. O que fazer?

Chamei uma amiga que cozinhava, e ela fez um jantar maravilhoso; recebeu muitos elogios dos convidados e da minha família.

Meu filho, com 14 anos, me disse que adoraria que eu tivesse feito o jantar. Mas como? Eu não gostava de cozinhar e nem sabia.

Por uma questão de honra, peguei um livro de receitas da minha avó, que era uma brilhante cozinheira, e comecei minhas aventuras culinárias. Resolvi fazer aulas de culinária.

Já na primeira aula fiquei impressionada com a variedade de temperos e a possibilidade de combinações; os diversos aromas e sabores me encantaram.

No dia seguinte, repeti o que tinha aprendido, e foram muitos os elogios.

Comecei a criar pratos, misturar ingredientes, organizar meu material, e fiz da minha cozinha meu laboratório.

Chego em casa todos os dias do trabalho, ligo uma música e tenho um prazer enorme de estar ali. Algumas pessoas perguntam se não chego cansada, como é que consigo cozinhar depois de um dia intenso de trabalho. Sei exatamente a resposta. Estar na cozinha é minha terapia diária. Criei uma rotina em que penso no prato, passo no supermercado para comprar ingredientes frescos e vejo o prazer da minha família de estar ali. Todas as noites temos nosso momento, a hora que sentamos à mesa.

Tenho muito a aprender, mas sinto orgulho de poder reunir amigos e familiares e ser a provedora desse prazer.

Como médica, otorrinolaringologista, atendo muitas crianças com patologias de vias aéreas superiores e trabalho com um pediatra que, assim como eu, acredita que muitos destes problemas estão relacionados a transtornos alimentares. Tive a oportunidade de ver muitas crianças melhorarem dos quadros de infecções de repetição ou mesmo quadros alérgicos mudando hábitos alimentares.

O resultado é que tenho dois filhos que se alimentam muito bem, e posso até passar receitas a meus pacientes.

Mas logicamente nem tudo são flores. Já questionei em algumas vezes a quantidade de tempo livre que dedico à cozinha... não é só cozinhar! Tem que lavar, secar... Praticamente duas horas do meu dia passo na cozinha, e em certo momento pensei se não seria mais proveitoso abandonar o meu *hobby* e dedicar-me à leitura, aos filmes; cozinhar mais rápido e poder ter mais tempo livre. Não consegui, sinto falta de estar ali; às vezes, todos vão se deitar e eu fico "criando" no meu laboratório.

Acredito que na vida temos que equilibrar trabalho, família e prazer. Conciliar esses três pilares é um mérito pessoal; cada um deve encontrar seu equilíbrio. Mas a doação de poder alimentar de forma saudável as pessoas a quem se ama me traz um prazer muito grande. É uma delícia aventurar-se entre os tantos ingredientes que a natureza nos dá!

Viviane Khouzam

20.15 Descarregando – o que não vira palavra vira sintoma

"Muitas pessoas já devem ter ouvido essa frase, afinal, ela vem ganhando cada vez mais relevância nos dias atuais. Mas como colocá-la em prática? Que palavras são essas que, quando não ditas, viram sintomas? Passei um bom tempo até conseguir interpretá-la por inteiro. Muitas vezes, guardamos relatos, vivências, experiências de nossas infâncias... E até mesmo na fase adulta nos calamos diante de diversas situações.

O ano de 2015 foi um ano atribulado em minha vida, um período em que me calei por diversas vezes, em que guardei sentimentos, em que precisei ser forte o tempo todo. Fora isso, sempre fui ativa, cheia de responsabilidades, daquelas mulheres de mil e uma utilidades. Esqueci completamente de mim! Estava esgotada física e emocionalmente. Então, resolvi que precisava de um tempo para refletir. Uma espécie de momento de autoconhecimento. Afinal, meu corpo já me mandava diversos sinais: dermatite, dor de ouvido, dor de dente, enxaqueca, daquela que não se aguenta nem ver a luz, azia, má digestão. O ápice foi uma terrível crise de estômago, que veio acompanhada de muita náusea, vômitos, dores insuportáveis. Isso sem contar a crise de ansiedade.

Depois de tantos sintomas, percebi que algo precisava ser feito. Ou melhor, que algo precisava ser visto! Comecei a ler bastante sobre tudo que estava ligado ao corpo e à mente. Procurei uma terapeuta, um psiquiatra (para cuidar da crise de ansiedade), e iniciei o curso de Constelação Familiar, método criado pelo psicoterapeuta alemão Bert Hellinger, que ajuda a perceber os emaranhamentos energéticos dentro de um sistema familiar. Com a junção de todas essas coisas, comecei a compreender cada sinal que meu corpo mandava. Compreendi, também, que a memória afetiva é muito mais do que uma simples lembrança.

Nunca havia parado para pensar, mas minha família sempre teve hábitos alimentares completamente desregrados. Dos meus avós até a minha geração, inúmeros são os casos de diabetes, hipertensão, obesidade, problemas cardíacos, além de alguns casos de câncer. Manter esse mesmo padrão não seria benéfico, eu tinha de mudar por completo o meu modo de viver.

Somente após uma profunda análise de tudo que vinha enfrentando, fui capaz de mudar o rumo da minha vida, olhando principalmente para minha história familiar com muita gratidão, também buscando um novo caminho, levando uma vida menos estressante, com alimentação mais regrada e saudável, com a ajuda de uma nutricionista... Uma vida mais calma, serena, em que cada coisa tem o seu tempo. E essa história de vida ainda não acabou, ela vem sendo modificada dia após dia. Diariamente em construção."

Cinthya Dantas

20.16 Desequilibrando

"Vou falar da minha história tão recente e que desconstruiu toda a minha rotina, destemperando totalmente a minha vida, me dando a grande oportunidade de escolher, isto é, de aceitar limitações e de revisar a mulher, a mãe, a esposa, a empresária... Descobri que EU existo.

Em 26 de agosto de 2016, sofri um acidente jogando *beach tennis*; um esporte que sempre me pareceu tão inofensivo, que requeria somente correr para lá e para cá pegando a bolinha, na quadra de areia na praia.

Ah... Pegar a bolinha às vezes não é nada fácil, até porque tem de acertar do outro lado, foi nesse momento que tudo aconteceu...

Desequilibrei-me, caí e torci o tornozelo. Mal sabia que naquele instante não estaria desequilibrando só o tornozelo, mas sim a minha vida.

Corre-corre, enfermaria, hospital, cirurgia, repouso...

Repouso?! Sim, por três meses de cadeira de rodas, pé direito, não podia fazer nada!

Espera... E a minha família? Minha empresa? Minha casa? Meu cachorro? E agora?

Às vezes acho até que foi Deus que me fez parar.

'Tudo tem um propósito, não posso perder essa oportunidade para mudar e tentar entender o plano que Deus tem para mim', pensei.

Esse fato realmente destemperou minha vidinha, meu dia a dia, minha rotina, meus costumes, meu jeito de ser e de viver!

Meu marido não sabia nem onde pegar um copo, meus filhos estavam acostumados com tudo prontinho, eu cuidava de todos, e agora? Todos tinham de cuidar de mim.

É... Nada fácil de acostumar, mas para tudo se dá um jeito. Adequamos...

O tempo foi passando com muita fisioterapia, dedicação e força de vontade.

Hoje me sinto ótima, já não dependo mais de ninguém! Apenas com algumas limitações, mas logo tudo volta a ser como era antes. Quer dizer, nem tudo! Algumas coisas mudaram, e espero que seja para sempre.

Agora todos estão sempre prontos para me ajudar e dizem: 'Nossa, como seria difícil a nossa vida sem você!'.

E eu também estou bem diferente, revendo a cada instante meus objetivos e propósitos.

Calma, calma e calma... A paciência é uma virtude que passou a fazer parte da minha vida.

E agora, por incrível que pareça, tudo flui muito melhor... Estou buscando e vivendo mais momentos felizes!"

Dinah Bugnu

20.17 Desembarcando

"Venho de uma família tradicional de Recife que aprecia o sabor da boa comida, misturada à liberdade de experimentar o novo. Desde criança, fui estimulada a provar o diferente, e assim a apreciar o sabor de cada alimento, como um queijo, uma fruta, ou a mistura entre eles. Com o tempo aprendi a identificar os sabores de cada prato, o que torna a minha alimentação ainda mais prazerosa. Para mim, testar o novo, experimentar algo diferente é sempre uma aventura, mesmo se tratando de comida.

Contudo, nada na vida é só prazer. Por volta dos meus 16 anos fui diagnosticada com fissura anal, e dor é o principal sintoma. Fui obrigada a enriquecer minha alimentação com fibras, por toda a vida. E o que fazer quando você precisa comer fibras e ama massas? A primeira coisa que foi feita: trocar as massas comuns por massas integrais, mais ricas em fibras. Comer frutas e folhas era imprescindível em cada refeição. Provar o novo, o diferente, não foi o problema, já que eu vinha de uma família cujo lema era experimentar. A busca por mais sabor, sim, era o maior desafio. A ideia de introduzir mais temperos naturais, aveia e cereais foi acrescentando sabor àquela nova experiência. Com o tempo, a fissura cicatrizou. Mas a necessidade da busca por mais sabor não parou por aí.

Passados cerca de dez anos, iniciaram-se minhas jornadas por terras distantes, antes inimagináveis por mim! E, devido a uma proposta de trabalho, desembarquei em Brasília; com isso, surgiram as minhas primeiras saudades. E, por força dessa saudade, aliada à vontade de trazer um pouco de minha terra natal para perto de mim, resolvi ao menos tentar buscar os paladares de minhas lembranças. Fazer o primeiro feijão de minha vida foi uma aventura. Gastei muito tempo e dinheiro telefonando para Recife durante o preparo. Porém, para minha satisfação pessoal, estava dentro de casa o cheiro, o sabor daqueles momentos de minha memória!

Depois de Brasília, morei em outros lugares de diferentes regiões do Brasil, a mistura de paladares era inimaginável. Contudo, nada se compara com a experiência de morar fora do país. Fui parar em Michigan, extremo norte dos Estados Unidos. Lá a aventura foi completa! Comprei mais de três tipos de feijão diferentes para encontrar o sabor do que conhecemos como feijão aqui. O arroz, errei feio, parecia que comíamos *niguiri* (arroz japonês) todos os dias. Foi preciso inventar, descobrir novos hábitos e encontrar os temperos. Decidi introduzir tudo ao natural para não me preocupar com as refeições, pois a essa altura eu já tinha a minha família constituída: marido e dois filhos; e para eles nem tudo era uma aventura. Aprendi a cozinhar um pouco da culinária japonesa, uma delícia. E, com o tempo, adquirindo experiências e vivências, os pratos foram ficando cada vez mais fáceis de ser inventados, até mesmo porque nada que eu cozinhasse lá ficava igual aos pratos daqui. Mas, nesse tempo, satisfazer à memória era suficientemente agradável. E as diferenças foram diminuindo à medida que eu alcançava o conhecimento sobre a cultura. Esse desembarque me fez ver que realmente vivemos num mundo globalizado.

Hoje, 'desembarcada' em São Paulo, continuo com os hábitos adquiridos pelos caminhos que percorri, continuo consumindo fibras, preparando a comida com ingredientes naturais, cozinhando o diferente, apreciando o novo e buscando sempre mais sabor!"

Ana Cecília Baltar

20.18   Descobertas de uma mãe de três

"— Foi acidente? Sem querer? Vocês planejaram?
Essas foram algumas das perguntas que eu ouvi quando anunciei que estava grávida do meu terceiro filho.
— Sim, foi planejado!
E a resposta a isso foi unânime:
— Você é corajosa!
Com isso, eu me enchi de forças. Se ter três filhos é ser corajosa, sou sim! Mas, por outro lado, fiquei receosa: o que estava por vir?

Eu sempre gostei de família grande. Tenho dois irmãos, e acho que uma família com três filhos é perfeita, a conta certa! O meu marido estava de acordo, e embarcamos nessa aventura. A distância entre o primeiro e o segundo filho foi supercurta. Quando o Affonso estava com 8 meses eu descobri que estava grávida. Quando a Manu nasceu, o Affonso estava com 1 ano e 6 meses. Não preciso dizer que não foi fácil, dois bebês em casa, duas fraldas para trocar, dois bebês para colocar para dormir, dois colos para dar. Acho que deve ser ainda mais difícil ter filhos de diferentes idades do que ter gêmeos; enquanto um quer dormir ou mamar, o outro está correndo pela casa e quer subir nas coisas! Por isso, esperamos um pouco mais para "encomendar" o terceiro filho. Afinal, o início é sempre mais difícil, e, quando eles crescem, ficamos com saudades de quando eram bebês e nos esquecemos das noites maldormidas, do cansaço físico. Na memória normalmente só ficam as boas lembranças.

Já estávamos em uma fase mais tranquila com as crianças quando o Gustavo nasceu; o Affonso ia completar 6 anos e a Manu estava com 4 anos. Tivemos de relembrar o que é ter um bebê pequeno em casa, voltar a acordar de madrugada, ter de alimentar o bebê etc. E não vou mentir, tivemos de rever alguns planos e fazer algumas adaptações na vida familiar com a chegada do novo integrante. Como, por exemplo, a troca de carro por um maior e planejamento de viagens em família, que agora requerem uma logística diferente. Hospedagem em hotéis? A maioria aceita até duas crianças no quarto; e a terceira, como fica? Agora a opção do quarto extra é mais do que necessária.

Por outro lado, a licença-maternidade foi mais tranquila. Além de ser uma mãe um pouco mais experiente — com mais sabedoria e menos medos —, os dois maiores já estavam na escola, então tive tempo para curtir muito o caçula. Consegui também dividir o meu tempo para dar atenção à Manu e ao Afonso; pegava-os na escola, acompanhava-os na aula de música; comecei, inclusive, a fazer aula de violão com eles.

Ver o crescimento de uma criança é sempre lindo, as descobertas, o primeiro sorriso, começar a engatinhar, a andar, falar a primeira palavra, soltar um beijo... é tudo muito mágico! E é bom poder relembrar isso, vezes e mais vezes. Nosso amor cresceu mais um pouco. Os mais velhos amam e cuidam do Gustavo, assim como ele os admira e quer seguir os passos deles.

É possível amar um filho assim como amamos o outro ou outros? Sim, é possível! O nosso amor se multiplica. Temos muito amor para dar e receber.

Vocês podem concordar com o que alguns disseram quando engravidei: 'Você é louca! Ter três filhos e trabalhar fora? Como isso é possível?'. Isso mesmo, além de querer três filhos, eu trabalhava fora e nunca pensei em abrir mão da minha vida profissional. Adoro ser mãe, mas gosto de ter uma ocupação, algo que não esteja relacionado com a maternidade. Sempre achei, e ainda acho, que ser mãe e ter uma atividade (remunerada ou não) é o melhor dos equilíbrios.

Entretanto, precisei desacelerar em busca desse melhor equilíbrio entre a vida profissional e a vida familiar; tive de tomar uma decisão que não foi nada fácil. Optei por deixar o meu trabalho em uma grande empresa, onde estava havia onze anos como gerente de *marketing*, para trabalhar com o meu marido, que tem uma empresa de tecnologia. Algo que já vínhamos discutindo havia algum tempo; sabíamos dos riscos e das implicações de misturar as duas coisas, mas era a oportunidade de ter um horário flexível e poder me dedicar mais à casa e aos meus três filhos pequenos sem abrir mão da profissão. Se vai dar certo, só o tempo vai dizer. Mas sigo, com as surpresas que nos esperam e com a certeza de que tomei a melhor decisão para minha vida: ver crescer a trupe e focar naquilo que é mais prioritário para mim — a minha família. Sem esquecer de mim, é claro!"

Alessandra Arruda

20.19 Desgrudando

"Eu era adolescente quando conheci o homem com o qual casei. Desde esse dia, ficamos juntos por treze anos. Tivemos uma filha linda e muito amada como fruto dessa relação. Nosso grande presente de Deus. No começo era tudo um conto de fadas, o príncipe e a princesa. Mas, com o passar dos anos, a convivência foi ficando cada vez mais sem sabor. Não quero falar do motivo da separação, pois acredito que uma série de coisinhas até por culpa minha contribuíram para que isso acontecesse. E é um pouco dessas coisinhas que quero partilhar. De como as superei e luto para superar novos desafios diários.

Trabalhei durante doze anos em uma multinacional a 40 quilômetros de onde eu morava. Saía de casa antes das seis horas da manhã e, quase diariamente, chegava perto das dez horas da noite. Eu vivia pelo meu emprego. De fato, eu tinha um bom cargo, que me permitiu alguns bens e certo conforto financeiro, mas minha saúde física e emocional não eram nada estáveis. Deixei de olhar para mim e passei a desdenhar de meus sonhos. Eu já nem lembrava mais o que era isso. Vivia para bater minhas metas, participar de reuniões, conferências, e literalmente abandonei tudo o que me trazia algum prazer. Nem dos treinos desportivos com as amigas de colégio eu participava mais. Missa, só quando dava tempo e eu tivesse disposição. Minha filha passou seus primeiros anos de vida me vendo somente quando já deveria estar dormindo havia muitas horas. Tudo foi se acumulando e virou uma bola de neve. Quando vi, eu já estava desempregada, magoada, sozinha e descrente de tudo.

Foi quando eu conheci Tathy Araujo, como uma providência divina. Já na primeira vez em que nos vimos, uma empatia enorme nasceu. E, em um desses dias em que eu estava desolada em meu apartamento, ela me ligou e partilhamos muitas histórias e parábolas. Uma delas me marcou porque faláramos que, antes de abrirmos o coração ao outro, precisamos ser inteiros para nós. Pois os relacionamentos precisam de dois inteiros, e não de duas metades.

Hoje vivo um dia de cada vez buscando ver a beleza nos detalhes, a sorrir também com o que parece pouco para que este se torne muito. A felicidade está nas miudezas. É uma casa pequenina. Ela acontece na caminhada da vida quando sabemos aonde ir. A estrada se faz quando decidimos seguir em frente. Tudo o que passei serviu para que eu aprendesse a olhar primeiro para mim. Para me doar ao outro, até mesmo para a minha filha, preciso estar inteira. Comecei a participar de corridas de rua, ir à manicure, ler mais, a me sentir linda e inteligente, conhecer novas pessoas, cuidar da saúde e a introduzir a culinária afetiva na minha vida.

Acredito que tudo tem um propósito, ainda que não saibamos decifrar qual é num primeiro momento. Nossos destemperos acontecem todos os dias e em intensidades variadas. Eles nos convidam a redescobrir nossos pequenos e grandes valores, os eternos amores, a dar importância ao que é importante. E assim encontramos as melhores respostas até para as menores saídas."

Renata Modesto

Bolo de laranja inteira

INGREDIENTES

1 laranja inteira (sem sementes e sem a parte branca)
3 ovos
meia xícara de óleo de coco
1 xícara de farinha de arroz integral
meia xícara de açúcar demerara pulverizado
2 colheres (sopa) de farinha de linhaça
1 colher (sopa) de fermento caseiro para bolo
uma pitada de sal marinho

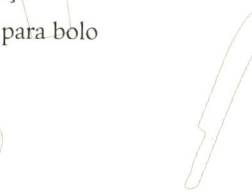

Modo de preparo

No liquidificador, bata a laranja, os ovos e o óleo. Em seguida, acrescente o açúcar e, aos poucos, coloque a farinha. Bata até ficar homogêneo. Por fim, agregue delicadamente o fermento. Coloque em forma untada. Forno pré-aquecido: 30 a 40 minutos ou até dourar. Faça o teste do palito.

DICA: Sirva o bolo com esta deliciosa calda: numa panelinha, coloque o suco de duas laranjas e uma colher (sopa) de açúcar demerara. Fogo baixo. Agregue três bagas de cardamomo e mexa até o ponto de calda.

20.20 Desapegando

"Eu, uma mortal supercomum, sempre vivi intensamente todos os meus DES de cada fase da minha vida.

Aqueles DES para os quais não ligamos tanto; estes me mantinham DESligada do mundo, DESorganizada. Algumas vezes, na adolescência, DEStemida; enfim, foram tantos... e hoje, com muita facilidade, eles DESapareceram da minha vida.

Contudo, percebi nesses meus 42 anos que alguns DEStemperos chegaram e foram.

Aqui eu confesso que ainda luto bastante contra alguns, mas nessa 'sobrevivência vivida' — podemos dizer assim —, encontrei o meu DES verdadeiro, que surgiu como um presente divino.

Cultivei, estudei, pratiquei e, já há alguns anos, ele faz parte de minhas mais sábias atitudes: O DESAPEGO!

Inicialmente entende-se ser uma palavra de significado pouco sensível... mas não o é.

O DESapego é exatamente o contrário disso, ele traz o verdadeiro sentimento de tudo e principalmente do REAL AMOR.

Muitas vezes, o DESapego é confundido com o dar a liberdade. E o dar a liberdade não significa abrir mão de todas as coisas que são importantes para nossa vida.

Desde os 26 anos, quando iniciei todo esse processo de cultivo ao DESapego, o retorno de tudo em minha vida foi diferente até do que era para meu irmão e todas as pessoas. Eu não entendia o porquê. Se era da mesma família, tinha a mesma criação e educação...

A liberdade emocional que provém desse mundo mágico é como viver quase sempre com a pureza de uma criança, porque você vive com honestidade, progride espiritualmente com conhecimento de causa e consciente de que foi, é e sempre será realmente importante a si mesmo.

E tudo isso me trouxe também de presente o saber, o valor e o peso das palavras 'respeito ao próximo', qualquer que seja a relação dele com você. Que mundo maravilhoso esse DESapego no qual embarquei...

Pessoas como meu pai, minha mãe e meu marido deixaram de ser os responsáveis por 'minha felicidade'.

O DESapego fez que eu caminhasse com minhas próprias pernas, e tenho certeza de que a sabedoria que adquiri com essa evolução espiritual foi guiada e comandada por uma vontade divina, porque sei que pela humana seria muito difícil.

Encontrei também no DESapego o caminho mais fácil para o PERDÃO, e isso é incrivelmente comprovado e provado em muitos momentos de minha vida.

Nos DEStemperos de minha vida, encontrei o DESapego, e este fez que a vida deixasse ao meu lado tudo aquilo que realmente é para ser meu, por merecimento, e não porque eu quero ou preciso.

O DESapego me trouxe uma vida com VERDADE, PLENITUDE, INTEGRIDADE E MUITA SAÚDE ESPIRITUAL, e assim a GRATIDÃO se faz a cada minuto de meus dias.

GRATIDÃO por todos os DEStemperos que ainda possam vir!"

Scarlet Navarro

20.21 Desentristecendo com aceitação e gratidão

"Em 16 de setembro de 2016 minha vida teve uma virada de 180 graus.

A pessoa com quem convivi por lindos e abençoados 32 anos — mas que, hoje percebo, parece ter sido muito, muito mais tempo — foi ao encontro do chamado de Deus. Neste dia em que escrevo, completam-se seis meses de sua partida. Beijos para o céu.

Deus maravilhoso, puro Amor, que, na sua infinita bondade, colocou a morte como o nosso fim. Fim da matéria, do físico, do poder tocar, do ver. Não mais poder dividir risos, choros, felicidades e tristezas. Mas fica o amor, as lembranças, os momentos vividos, as belas recordações, desde nosso primeiro encontro até a hora de sua partida.

Hoje estou só, sentindo muita saudade. Quando a tristeza quer se instalar, acolho-a acompanhada das boas lembranças...

Lá nos idos de 1984, no mesmo dia 16, nossos olhos se cruzaram, foi amor à primeira vista. Juntos, nós construímos muitos amores, e é cercada por eles que vou vivendo: enteados — filhos do coração —, duas filhas, sete netos. Amigos, vizinhos, minha comunidade, meus familiares de São Paulo e de Porto Alegre. Por onde ando, recebo muito carinho, legado também deixado por ele. Até na escola de meus netos encontro atenção, apreço, pois ele foi um ser — posso dizer sem modéstia — muito iluminado, que cativava crianças e adultos.

Sou grata a Deus por ter tido a oportunidade de conviver com esse ser, a pessoa que escolhi para amar eternamente.

Obrigada, Senhor! Obrigada, 'VIDA'!"

Leila Botini

20.22 Desbravando emoções

"O poeta Pablo Neruda escreveu: 'confesso que vivi'. Eu também, e vivi intensamente, o que exigiu que eu me reconstruísse muitas vezes durante meus 67 anos.

Faço parte de uma geração de mulheres desbravadoras que em 1968 queimaram sutiãs, contestaram a instituição do casamento, pregaram o 'amor livre' e lutaram por maior justiça social.

Interessante é que, das quatro filhas, somente eu, a caçula, abracei essa causa. Quando volto às minhas lembranças de jovem adolescente, recordo de minha mãe, uma pessoa doce, quase iletrada, mas com uma força incrível. Contrariando muitas famílias, nós não fomos educadas para casar. Nossa mãe não nos ensinou a cozinhar nem outros afazeres de gênero. Isso sempre me intrigou, porque não combinava com os hábitos daquela época.

Com o passar do tempo, minhas irmãs se casaram com véu e grinalda, tornaram-se boas cozinheiras e perfeitas donas de casa. Enquanto eu, aos 17 anos, me tornei militante contra a ditadura militar, quando encontrei um grande amor e companheiro com quem fui viver na clandestinidade. Detalhe: sem me casar. Outro detalhe muito importante: compartilhei minha vida com esse 'amor livre' durante 42 anos. Tivemos dois filhos.

Tenho a consciência de ter frustrado alguns dos sonhos de meus pais em relação ao futuro que planejavam para mim, mas minhas opções foram respeitadas. E sou grata por isso.

Lidar com frustrações e perdas é um grande desafio, mesmo quando acreditamos que já estamos 'blindados' e que nada mais irá nos pegar de surpresa.

Tivemos muitas perdas materiais por conta da nossa militância política. Recomeçar do zero sempre foi a menor parte do problema. Mas, para lidar com as perdas afetivas, precisamos aprender a dar novo significado para a vida, desconstruir algumas certezas e verdades que nos dão segurança.

Nunca estamos prontos para lidar com o filho que alça voo, ainda que tenhamos feito exatamente a mesma coisa. E parece impossível seguir em frente quando chega a hora de se despedir para sempre do companheiro de sua vida.

Mas, aos poucos, você descobre que tem uma reserva de força interior, que você pode e deve seguir em frente. É a chance de conhecer quem é você nesse novo contexto. Esse processo envolve o apoio de sua família mais próxima, de suas amigas e seus amigos, com quem você assiste a um filme, toma um vinho, faz uma viagem para conhecer novas paisagens ou simplesmente para recordar bons momentos já vividos.

A afeição que essas relações envolvem e que nos auxilia a dar um novo significado para a vida pressupõe que estejamos receptivos, que acreditemos que é possível ser feliz. Se eu sou feliz, posso irradiar esse sentimento para as pessoas que amo e que me cercam."

Isabel Fávero

20.23 Desaprendendo para re-aprender

"Aos 15 anos, meu filho caçula disse que queria ser vegetariano. Minha reação naquele ano de 2003 foi de espanto: 'Como assim?! Ser ve-ge-ta-ri-a-no?! Logo você, que ama churrasco, picanha malpassada...'.

Então, muito calmo e tranquilo, ele expôs para mim as razões pelas quais decidiu ser vegetariano: o impacto no planeta devido à criação de gado para abate, o sacrifício a que são submetidos os animais, os efeitos do consumo de carne vermelha em nosso organismo e na mente humana.

Bruno foi além; não iria apenas deixar de consumir carne vermelha, mas qualquer outra comida de origem animal, viesse do boi, da vaca, de uma ave ou do peixe! Não bastasse essa decisão, que me pareceu tão radical, também estava nos seus planos a intenção de parar de consumir qualquer alimento derivado de animais, como por exemplo manteiga, queijo, iogurte e ovo.

Suas razões faziam todo o sentido, porém soavam estranhas para uma mulher com 47 anos, que aprendeu durante toda a sua vida que a proteína da carne e o cálcio e as vitaminas contidas no leite da vaca eram superimportantes não apenas para a fase de desenvolvimento infantil/adolescente, mas também para uma vida plenamente saudável. A imagem da pirâmide alimentar e dos cartazes elaborados na época escolar sobre a importância do leite + carne + ovos para nós, humanos, estava grudada no meu cérebro.

Eu não tinha muitos argumentos para demovê-lo de sua decisão, pois as razões que ele trazia eram muito mais convincentes e eficazes, de modo que, a partir daquele dia em 2003, eu precisei fazer uma desconstrução de todo, aprendizado de uma vida sobre alimentação saudável.

Os papéis foram invertidos, e Bruno começou a me ensinar uma nova forma de olhar para a vida, para a natureza, para os animais, para os vegetais. Psicopedagoga que sou, sempre acreditei que podemos aprender ao longo da vida, que podemos e devemos rever conceitos e ideias constantemente, e, por causa da minha maneira de olhar a aprendizagem, comecei a descobrir jeitos e modos diferentes de preparar alimentos vegetais ou veganos que não somente tivessem soja como ingrediente.

Hoje, passados quatorze anos, muito mais pessoas no mundo estão se dando conta de que para fazer uma alimentação saudável não precisamos sacrificar animais ou danificar o ambiente natural por meio de exploração ou utilização de agrotóxicos.

Bem, e eu?

Apesar da atribulação da vida profissional, sigo experimentando novas receitas e sabores com ingredientes mais naturais; já limitei bastante o consumo de carne (de aves, suína e bovina), porém confesso que ainda não consegui atingir o patamar de vida saudável que o Bruno e muitas outras pessoas à minha volta já atingiram, entretanto estou em busca dessa meta.

Chegarei lá, em breve. Estou re-aprendendo, re-construindo, re-vivendo!"

Ivone Regina Scatolin Serra

Moqueca de banana-da-terra

INGREDIENTES

4 bananas-da-terra maduras
3 colheres (sopa) de azeite de oliva
2 limões
1 cebola picada
2 dentes de alho
2 tomates picados
2 colheres (sopa) de azeite de dendê
1 xícara (chá) de leite de coco caseiro
coentro
1/4 de xícara (chá) de pimentão em rodela (opcional)
pimenta (opcional)
sal marinho

Modo de preparo

Tempere as bananas com limão, sal e alho. Reserve.

Refogue no azeite parte do pimentão e parte da cebola e do tomate. Acrescente as bananas enfileiradas, como se fosse peixe. Agregue cebola, tomate, coentro e leite de coco. Tampe e deixe ferver por 10 minutos. Ajuste o sal e finalize com o dendê.

20.24 Desistindo de ser "DEZcontente"

"Desde a minha adolescência eu sempre me vi envolvida em muitas atividades, fossem elas escolares, com amigos de diferentes núcleos (escola, clube, igreja, prédio), fosse buscando sempre uma novidade, algo que iluminasse meus olhos e que diminuísse minha ansiedade.

Nessa busca, vivi muitas experiências, pratiquei diversos esportes, aprendi a tocar bateria, fui a diversos *shows* de *rock*, fiz aula de sapateado, viajei bastante, tive experiências boas e outras nem tanto.

Entrei na faculdade — Relações Internacionais na PUC-SP — e todos os cursos extracurriculares que apareciam eu fazia; comecei a trabalhar, mas um desconforto me seguia; era um descontentamento — parecia que eu queria provar algo para mim mesma, que eu era capaz de fazer duzentas atividades e me sair bem em todas elas...

Minha relação com meu corpo também me deixava descontente; eu buscava a perfeição, procurava ser aquela pessoa que não erra. Vivia eternamente sob o efeito sanfona: emagrecia, engordava, fazia mil regimes; tudo o que aparecia, eu experimentava.

Casei-me e levei essa bagagem de histórias comigo. Com certeza, isso influenciou muito meu casamento e a educação dos meus filhos.

Aparentemente eu me movia por causa do desconforto; se me sentia acomodada, logo pensava em mudar alguma coisa, como se estar em paz comigo mesma exigisse sempre um novo passo, um passo diferente do anterior.

Contudo, houve alguns marcos na minha vida, e eles quase sempre ocorreram por meio da dor; minha imunidade sempre foi meu ponto fraco, e somente nesses momentos eu parava, aquietava o coração, diminuía a ansiedade e esperava até ficar bem.

Há pouco mais de um ano, passei por um período com muitas dores na região lombar e abdominal, ao mesmo tempo que parecia que eu não digeria bem nenhum alimento; eu comia e ficava com enxaqueca e tinha cólicas. Entre idas e vindas a médicos e hospitais, descobri que eu era portadora de uma doença autoimune, a espondilite anquilosante.

Foi com o susto desse diagnóstico que resolvi de uma vez por todas reescrever alguns aspectos da minha história, procurei uma nutricionista, não para emagrecer desta vez, mas para entender qual seria uma alimentação adequada ao meu caso. Por indicação de Tathy Araujo, procurei Gisela Savioli, que, com muita tranquilidade, disse que conseguiria me tratar, sim, com uma boa alimentação. Disse-me também que eu precisaria estar bem nutrida, comer comida de verdade — sempre adorei beliscar e comer lanches. Por esse caminho, melhorei muito das dores que sentia, não recorro mais aos anti-inflamatórios, hoje sei que o glúten e o leite desencadeiam um processo inflamatório em meu corpo, apesar de eu não ser celíaca.

Desistir da perfeição veio me mostrar que me aceitar imperfeita foi a melhor forma de encontrar paz e serenidade. Foi necessária a humildade para que eu entendesse que tenho limitações e que não preciso ser perfeita, e quem me mostrou isso foi Deus, que é e sempre será meu grande alicerce. Minha família me educou na fé católica, e sigo alimentando essa mesma fé, com a família que formei.

E foi desistindo de ser "DEZcontente" que passei a ser muito feliz!"

Fabiana Stefani

20.25 Despadronizando

"Outro dia, estava pensando no quanto foi colocado em minha cabeça que ter um corpo magro é a melhor forma de existir e que, se não for assim, não serei aceita. Isso é tão pregado pela televisão, pelas revistas de beleza, pelas redes sociais e pelos jornais, que acabei condicionada a acreditar que não ser magra é também sinônimo de ser feia, de receber menos amor, de não ser aceita, e que essa é a única maneira que existe de ser feliz.

Por isso comecei então uma grande corrida em busca do emagrecimento. Dietas mirabolantes: não coma isso, retire aquilo, e por aí vai. Desperdicei muita energia a fim de conseguir a fórmula mágica para ser magra.

Acreditei que a felicidade chegaria quando a magreza fizesse parte do meu corpo. Seria aceita, amada, olhada como alguém que está atendendo ao padrão imposto pela sociedade. Tenho tendência a engordar e, quando cheguei ao peso desejado, percebi que precisaria viver para isto: dieta, disciplina, atividade física — pelo resto da vida. Era minha guerra contra a balança vivida na montanha-russa da vida.

Hoje tenho consciência de que engordo porque excedo na comida quando fico ansiosa, ou como para suprir determinadas carências no meu dia a dia e vejo no alimento uma válvula de escape para tudo isso. Acabo, assim, tornando-me mais ansiosa pelo fato de precisar viver uma vida bastante regrada e disciplinada. A ansiedade aumenta e cria-se um ciclo de 'como porque estou ansiosa; então como de modo descompensado e engordo'. Quando tive consciência de que comer é uma forma de obter prazer — recorro a esse recurso nas horas de aflição, quando quero me sentir bem —, busquei outra forma de me relacionar com a comida.

Isso me fez pensar que vivo num carrossel de emoções, torturando-me pelo fato de não atender aos padrões impostos e de não ter o peso que gostaria de ter. E digo impostos porque eles são. Há momentos em que a cobrança para alcançar determinada meta torna-se insuportável. Isso não é, e nunca será, saudável. O importante é coerência e equilíbrio para viver bem e usufruir das alegrias da vida. Hoje venho tentando partir do princípio de que ser saudável é muito mais importante do que exibir o corpo perfeito. Minha meta agora é a saúde e satisfação comigo mesma. Então, atualmente, tento encontrar meu caminho. Ser feliz do jeito que sou, mesmo que não consiga vestir um manequim 38. Quero conseguir me rebelar ao padrão imposto. Fazer só aquilo que entendo ser bom para minha vida, que me deixe feliz. O caminho é longo, cheio de pedras, pressões e cobranças. Porém acredito que, seguindo em frente, sem padrões e rótulos, conseguirei. Meu peso não me define."

Denise Melo

20.26 "Desenlouquecendo"

Minha vida não é tão diferente da vida da maioria das mulheres brasileiras: trabalho, casa, marido e filho.

Durante muito tempo me dediquei totalmente ao trabalho, tinha hora para entrar, mas não para sair. Precisa entender, precisava crescer, precisava dar conta, e enquanto isso o casamento e os planos pessoais ficavam para depois.

Até que chegou aquele dia, meus 30 anos, a idade em que havia planejado engravidar. Agora era só esperar uns dois, três meses e pronto... Foi aí que me enganei.

Em meio ao meu sonho de ser mãe, a empresa à qual eu me dedicava no momento estava passando por grandes mudanças. Foi vendida, e foram contratadas pessoas que tinham altos cargos em empresas multinacionais, mas que não entendiam nada do nosso negócio; consequentemente, a forma de atuação delas era contrária ao modelo que havíamos construído até então. Resultado: o diretor novo e os gerentes se uniram e abriram uma empresa, e para minha surpresa me convidaram para a nova empreitada. Eu, de imediato, aceitei.

Como todo começo, havia pouco a se fazer, mas a empresa foi tomando forma e corpo e, quando dei por mim, voltava à mesma loucura, ou melhor, mais louca ainda, pois eram apenas os sócios e eu. A equipe comercial foi crescendo, e eu fui me atolando em trabalho. A gravidez não acontecia, o casamento estremecia, eu enlouquecia. Surtei.

Contrataram outras pessoas. Eu adotei a filosofia de não me estressar mais, continuei minhas idas ao médico. Descobri que tinha hipotireoidismo e comecei a fazer uso contínuo de remédio. Continuei a fazer exames, cheguei até a ir a uma clínica de fertilização (contra minha vontade). O médico não conseguiu dar um diagnóstico, pediu que eu voltasse no mês seguinte para repetir um exame no sétimo dia do meu ciclo. Não voltei no mês seguinte. Finalmente, depois de dois anos, recebi minha grande bênção: estava grávida!

Aprendi, com tudo isso, que precisamos de equilíbrio, nada de pender mais para um lado ou para outro. Não me tornei uma profissional irresponsável, me tornei uma mulher madura que consegue ponderar e conciliar o trabalho, a casa, o casamento e meu filho, mas e eu? Ah, sim! Eu também me incluí nessa lista, fazendo coisas que não havia feito durante toda a minha vida (tratamentos estéticos, mudanças de visual e exercícios físicos diários), pois não sonho mais com o pódio de mulher maravilha, mas sim de mulher bem resolvida."

Renata Ribeiro

20.27 Desintoxicando

"Quando conheci Tathy Araujo, estava em um processo de redescobrimento sobre quem sou, como mulher, mãe, esposa, enfim, sobre todos os aspectos.

Num encontro, em que pude ouvir por quarenta minutos um discurso sobre seus hábitos alimentares, minha única vontade era beber algo para expulsar todo o veneno que consumira durante 28 anos. Além do mais — o motivo do meu maior desespero —, estava dando tudo isso para meus filhos.

Uma sensação estranha de não saber quem sou e o que gostava realmente de comer me assustou. Depois daquele dia, tomei uma decisão: seria radical com tudo que iríamos consumir dali em diante. Cheguei em casa, peguei um saco de lixo e fui colocando tudo o que eu sabia que não acrescentaria nada em nossa alimentação. Para minha surpresa, não eram tantas coisas assim.

Fizemos as primeiras adaptações: arroz integral, com salada no prato e peixe no cardápio.

Iniciei o processo de observação do meu corpo. Algumas semanas me alimentando de forma correta me fizeram entender e identificar o que não me caía bem, e também que a prioridade é, sobretudo, a nutrição. Inchaço, estômago alto, compulsão por doces, prisão de ventre eram comuns no meu dia a dia. Então, o real desafio era conseguir obter uma boa nutrição usando ingredientes saborosos, que enchessem os olhos da minha família. Foi uma luta para a nada fácil mudança de hábitos; não se tratava apenas de comer melhor, mas de mudar os meus hábitos e os dos meus filhos. Cozinhar mais, descascar mais, incentivar mais, pesquisar mais, fiscalizar mais... Ufa... Realmente não foi fácil. Entretanto, depois de um tempo, isso tudo se tornou leve e prazeroso.

Meus filhos gozavam de uma saúde de ferro, e eu conseguia identificar minha identidade alimentar e redescobrir minha essência.

Em uma das minhas conversas com Tathy Araujo, ela comentou que isso a aproximava de Deus. Eu me emocionei, e ao mesmo tempo desejei aquilo para minha rotina alimentar. Afinal, quem não quer estar mais perto de Deus e saborear as maravilhas que ele criou?

Cuidar do nosso corpo e da nossa saúde é uma forma de amar e de ser grato a Deus por nossa vida.

Gratidão é o que eu sinto, além da certeza de que na vida o que vale são os bons encontros que Deus nos proporciona..."

Beatriz Pires

20.28 Desconectar para conectar

"Nada na vida é para sempre. Quem escolhe a profissão errada ou, em algum momento, se cansa do que faz ou descobre algo mais interessante não tem por que não mudar ou ir atrás dos seus sonhos. Comigo aconteceu o contrário: estudei Jornalismo sem muita convicção de que era isso o que eu queria, mas os anos de prática (e já são muitos) me mostraram que optei pelo curso certo. Atribuo essa sorte ao fato de escrever sobre nutrição, o que inclui alimentação saudável — um assunto que faz parte do meu dia a dia não só na redação em que trabalho, mas na minha vida. Tenho prazer em dar preferência aos alimentos mais naturais e, sempre que possível, cultivados de maneira sustentável (faço isso em respeito à minha saúde e à do planeta), assim como sentar à mesa todos os dias com meu marido para saborearmos juntos a comida feita por nós. Só não faço o mesmo hoje com os meus filhos porque eles já criaram asas e voaram. Porém, não deixo de me emocionar quando o mais velho, que hoje mora na Califórnia, manda uma mensagem pelo *WhatsApp* para contar que está com saudades daquele meu bolinho de arroz integral. Meu coração também fica feliz quando minha filha aparece em casa para almoçar e pede que eu lhe prepare a sopa de batata que aprendi a fazer com minha mãe (ah, a sopa da minha mãe, que saudades!). Cozinhar é assim: nos remete a lembranças afetivas. Mas, voltando ao meu trabalho, talvez por ter essa relação de amor com os alimentos, eu ainda me mantenha como editora em uma revista que, pouco tempo atrás, teve sua equipe totalmente reformulada. Eu sou a única das "antigas" que sobrou. O lado bom: continuo empregada, apesar da recessão econômica no país. O lado ruim: ser obrigada a acompanhar o ritmo frenético que veio com o surgimento da internet e das redes sociais. Pesquiso, estudo, acompanho congressos de nutrição e aulas de culinária saudável, entrevisto profissionais renomados da área para escrever de maneira relevante tanto para o impresso quanto para a *web*. Adoro! Mas sei da necessidade de ir além para não ser considerada ultrapassada (experiência não basta!). Então, ajudo na logística das fotos que vão ilustrar as matérias, participo de vídeos, *lives*, eventos... De novo, amo tudo isso. Contudo, me sentiria mais confortável (por que não?) se as exigências fossem menores, se eu não precisasse fazer tudo ao mesmo tempo agora. Seria mais suave, mais humano. Assim, eu correria menos risco de perder o contato com a minha essência, a minha força feminina interior, ou, pelo menos, teria a oportunidade de me conectar mais vezes a ela e me desconectar do amontoado de tarefas. Duas vezes por semana, faço isto: uso o horário do almoço para praticar ioga — imprescindível para renovar as minhas energias a fim de seguir meu trabalho com gratidão. Só espero saber a hora em que devo mudar para ir atrás de outros sonhos."

Eliane Contreras

20.29 "DESpatriando" para encontrar-se

"Dois anos conversando sobre mudar do país, deixar uma boa casa, um bom trabalho, a nossa família. Mas para quê? Tudo parecia caminhar bem... Buscava ser a 'Senhora Perfeita', organizada, vidinha tranquila, com filhos que iam bem na escola, casamento equilibrado. Entretanto, em meio à situação econômica e social brasileira, pensávamos em proporcionar melhor estudo para as crianças, com mais segurança e menos instabilidade.

Nessa época ocorreu o triste falecimento da minha sogra, e meu marido recebeu um convite para trabalhar em Brasília. A hora havia chegado. Colocamos nosso plano em ação. Leonardo seguiu para Brasília, e eu, prestes a fazer 39 anos, com nossos dois filhos, fui para os Estados Unidos.

Apartamento entregue, tudo o que nos ligava de concreto, desfeito. Foi mais difícil do que pensei. Longe da minha família e de todo o suporte que me davam, das minhas amigas... Ante uma língua nova, uma cultura diferente. Casada, porém 'separada' por quilômetros de distância.

Quantas dúvidas surgiram em relação ao casamento, ao meu lar, ao destino, ao que realmente era melhor para os meus filhos. Esse último ponto superou todas as dúvidas, vontades, e minhas teorias sobre a 'Senhora Perfeita'.

Eu tinha de verdadeiramente me virar: cozinhar, lavar roupas, ser mais saudável. Eu não podia adoecer porque não havia ninguém para ficar com meus filhos; éramos só nós três num país distante. Precisei ser ainda mais organizada, voltar a estudar etc.

Daniel, então com 6 anos de idade, e Davi, com 4 anos, dependiam de mim para comer, se vestir e dormir — cuidados básicos e essenciais. E o casamento? Entre o Brasil e os Estados Unidos, Leonardo indo e vindo todos os meses, eu sentia ansiedade, medo, cansaço e o peso da responsabilidade.

Passados os primeiros meses, discussões, questionamentos... Não estaria na hora de voltar? Todavia, um cenário bom se descortinou: meu filho chegando feliz da escola, cada vez mais se sentindo seguro e evoluindo nos estudos. Eles gostam daqui. Tenho poucas horas de sono, mas adoro sair com eles e sentir o clima diferente toda manhã, quando abro a porta. Isso me faz refletir que estou fazendo o certo, apesar da saudade e das dificuldades. O marido vem todos os meses, curtimos o tempo que temos em família.

Essa experiência me fez perceber que buscar os sabores da vida pode ter vários significados e sentimentos, os quais eu ainda não tinha vivido. Como cozinhar algo pela primeira vez, não ficar bom e continuar tentando até acertar o tempero. Dar o ponto certo! E sigo tentando acertar; por mim e por eles, continuarei tentando."

Michelle Queiroz

20.30 Desconexão com alquimia

Venho de uma família grande, em que tive a felicidade de ter quatro mães: minha própria mãe e suas três irmãs. Elas sempre foram tão unidas, que em muitos momentos parecíamos parte de uma mesma casa. E, nesses momentos, a movimentação e as reuniões familiares eram sempre na cozinha. Entre uma conversa e outra, entre uma panela e outra, elas me chamavam e me davam algo para beliscar: um palmito, um tomate, uma amostra de receita em curso. Fui experimentando muitos sabores e associando estas experiências ao amor — amor que recebia de minhas mães. Não havia pratos muito elaborados, mas todos eram cheios de sabor e recheados de muito carinho.

Chegou a vez de construir minha família, e eu não via outra forma senão transmitir meu amor por meio dos temperos e das minhas receitas.

Tenho um casal de filhos, e por conta de toda a gratidão de ser mãe, me comprometi a alimentar e criar esses pequenos de modo correto, alimentando-os da melhor forma, dentre outros princípios que estabeleci, como religião, disciplina, esportes, boas escolas.

No início da vida dos meus filhos, juntando os dois fortes guias — do amor e da alimentação saudável —, comecei com a amamentação exclusiva até os 5 meses, tempo-limite de uma mãe que trabalha. Em seguida, criei receitinhas de sopas superbalanceadas, combinando proteínas, carboidratos e vitaminas de diferentes grupos. Tudo muito bem estudado, contando com a cumplicidade do berçário, que se propôs a preparar minhas receitas.

E, assim, seguimos por um bom tempo, com uma dieta bem elaborada, sem considerar nenhum alimento que eu julgasse "danoso" à saúde de meus filhos. Até que, durante uma consulta com o pediatra, minha filha de quase 3 anos ganhou um pirulito do médico. Ela simplesmente não sabia o que fazer com a tal guloseima. Achava que era algum tipo de brinquedo, usou de várias formas, mas não o levou à boca. O médico, delicadamente, me disse que eu estava indo num bom caminho, mas que não deveria ser tão radical, e que meus filhos poderiam experimentar outros sabores para não ter problemas de socialização no futuro, sem colocar a saúde deles em risco.

Eu estava tão certa do que estava fazendo, porém aquele comentário do médico jogou minhas certezas por terra. Hoje, encontramos um equilíbrio, sempre tendendo para o mais saudável. Meu lema é: "Comida não deve nascer no armário. Comida boa é aquela que é fresca, que é transformada no fogão, ou servida *in natura*".

Logo, os sucos são feitos de fruta, os pães são confeccionados em casa, o parmesão é ralado na hora, não se usa tempero pronto, e por aí vamos. A comida é sempre fresca e preparada com muito carinho, sem frituras, sem refrigerantes, sem salgadinhos. Hoje, sou totalmente rendida ao bolo caseiro, para o lanche da tarde, mas tem de ser feito na hora, perfumando a casa enquanto assa por intermináveis cinquenta minutos, para, depois disso, ser comido quente, porque não se pode esperar nem mais um minuto para esfriar depois desta eternidade.

Compartilho a seguir uma receitinha de bolo cheia de elementos saudáveis e que conquista os paladares exigentes dos pequenos.

Viviane Fatigatti

Bolo simples e delicioso de banana e aveia

Receita de Viviane Fatigatti

INGREDIENTES

8 bananas orgânicas

3 ovos orgânicos

meia xícara de leite de coco caseiro (ver receita na p. 97)

meia xícara de óleo de coco

1 xícara de açúcar demerara pulverizado (ver p. 102, nota 4) ou mascavo

2 xícaras de aveia sem glúten

canela a gosto

1 colher (sopa) de fermento em pó caseiro (ver receita na p. 46)

Modo de preparo

Bata no liquidificador açúcar, ovos, leite e óleo. Acrescente seis bananas e bata novamente. Em um *bowl*, coloque a aveia e o fermento. Agregue a mistura do liquidificador mexendo bem com uma espátula. Unte uma forma média quadrada, coloque metade da massa, as duas bananas restantes cortadas em rodelas ou tiras finas, salpique com canela e despeje o restante da massa. Leve ao forno médio pré-aquecido por cerca de 40 minutos. E se delicie em família!

20.31 Desentupir para produzir

"O sol nasce e o aroma de café invade a casa, a melhor hora do dia, e o dia fica ainda mais saboroso quando recebemos pessoas amadas para juntos partilharmos uma refeição. Tudo está organizado para nosso dia especial, sempre nos reunimos uma vez por mês na casa de uma família, para desfrutar os bons momentos da vida em torno da mesa, a qual está sempre farta e cheia de novidades. Hoje é nosso dia de preparar um almoço especial, cardápio decidido, ingredientes comprados, alguns depositados na bancada da cozinha, outros na geladeira, tudo orgânico e muito fresquinho, pois nosso corpo merece o melhor! Receitas revisadas, é só esperar a hora certa para começar a preparar os pratos.

Após o café da manhã, ao lavar a louça, percebo que a água demora a descer pelo ralo da pia, e penso: 'Que estranho, quando do acendi a chama do fogão também estava fraca e demorou a aquecer a água'. Mas acredito que logo tudo deve normalizar, afinal temos um dia especial e nada pode dar errado. Quando é chegada a hora de começar a preparar os molhos e caldos, começar a produção na cozinha, temperando as carnes, lavando as verduras, tudo fica entupido. Que coisa mais complicada essa pia por cujo ralo não escorre a água! E o forno que não acende suas chamas! Há alguma coisa bem esquisita por aqui! Nada está dando certo, me sinto angustiada, atrapalhada, e tudo sai do meu controle.

Nas últimas semanas percebi que algumas coisas não andavam bem; como diz a moçada, estava tudo "meio embaçado", mas, nessa vida agitada, nunca temos tempo de parar e avaliar bem como está o que não aparece em nossa área de produção, na cozinha ou mesmo em outros lugares de nossa casa ou até de nosso corpo. Diga-me você: Quem vai se lembrar de limpar os canos por onde desce a água da pia? Quem vai se lembrar de limpar os canos que trazem o gás para o fogão? Quem vai se lembrar de arrumar o que está oculto? Quem vai se preocupar com o interno, se o que conta é o externo? E também, se der algum problema, entupir alguma coisa, será preciso chamar alguém para consertá-la, você é que não vai pôr a mão na caixa de gordura, certo? Você que não vai mexer e sujar suas unhas, que você arrumou tão bem para receber seus amigos... E se eu lhe disser que nesse dia não houve tempo para chamar ninguém? A mão na sujeira foi a minha, do meu marido e da nossa filha, ou não sairia almoço nenhum. No desespero, chamamos o pai, a mãe e os irmãos, que, mesmo sem serem convidados para o almoço, vieram para ajudar arrumar a bagunça, pois sempre estão à disposição para o que precisar e ajudam mesmo, já que com a família nunca tem tempo ruim.

Começamos a desentupir para continuar a produção. Um foi para a pia, outro para o fogão, outro para a caixa de gordura, e, em menos de cinco minutos, o que era limpo e arrumado ficou um caos, tudo em desordem. Onde estão os aromas gostosos? Onde estão os sentimentos positivos? Tudo virou uma verdadeira lambança e, em meio ao desespero, quem se lembrou de avisar os convidados que estávamos encrencados? Eles começaram a chegar e, quando nos demos conta, eles também já estavam envolvidos na lambança junto a toda a família; e todos tivemos de, juntos, desentupir para produzir. Pedimos desculpas por tudo não estar perfeito: 'Por favor, nos perdoem! Que horror isso que está acontecendo em nossa casa, nas nossas vidas!'. Alguns ficaram e nos ajudaram a arrumar tudo; outros, não muito inclinados a resolver problemas alheios, saíram de fininho, mas os amigos de fé, estes se mantiveram firmes no propósito de nos ajudar a arrumar tudo o que fosse preciso. Estiveram disponíveis para partilhar os momentos bons e agradáveis, mas também para encontrar saída no meio do caos, e seguiram perseverantes e até encontraram soluções que nós sozinhos jamais acharíamos.

Trabalhamos duro, por muitas horas seguidas. No final, exaustos, nos olhamos, contemplamos a cozinha toda limpa e arrumada e tivemos um sentimento: parecia que por dentro estávamos mais limpos e desentupidos também, pois, ao longo do trabalho, só tomamos água e comemos algumas frutas, e ficamos com a sensação de que aqueles canos entupidos fortaleceram nossos laços, nossa família e nossas amizades. Não que desejemos novos canos entupidos, mas agora sabemos que, mesmo nos momentos duros, chatos e trabalhosos da vida, temos com quem contar, e que, juntos, podemos muito mais, somos pessoas que sabem partilhar tudo: o sabor, o trabalho árduo, as dificuldades uns dos outros, e que crescemos nas adversidades e conseguimos tirar proveito de tudo que vivemos! Brincando, até falamos: 'Vamos montar um negócio S.O.S. Desentupir para Produzir?'. E se você precisar de qualquer ajuda para desentupir a sua cozinha ou qualquer outro lugar escondido da sua vida, avalie: você tem com quem contar? Pergunto-lhe porque nós temos, e isso fez toda a diferença em nossa vida!

Tenho 42 anos, sou casada, tenho uma filha de 13 anos, trabalho há vinte anos desenvolvendo pessoas através do trabalho em equipe e da formação de lideranças. Em 2016, fui diagnosticada com dois aneurismas cerebrais, um na artéria carótida direita e outro na artéria carótida esquerda. As principais artérias do meu cérebro estavam com vazamento havia muitos anos, o que resultou em dois aneurismas gigantes. Precisei ter muita coragem para enfrentá-los e para trabalhar arduamente a fim de desentupir essas artérias. Devo a minha vida a Deus, que permitiu que eu fosse tratada por uma equipe médica excepcional. Deus também me deu muita força por intermédio do meu marido, da minha filha, de todos os meus familiares e de um grupo de amigos colocado em meu caminho há muitos anos. Pessoas que fazem toda a diferença na hora de acionar um S.O.S. Sempre fui uma pessoa de fé e com grande positividade. Se estou aqui muito bem, depois de ter passado por duas cirurgias na cabeça — uma que durou doze horas, realizada por seis cirurgiões —, sem nenhuma sequela depois de nove meses de recuperação, acredito que devo ter de cumprir ainda boa parte da minha missão de vida e de usar todas as minhas capacidades e a minha gratidão para apoiar quem mais precisa desentupir qualquer coisa em sua vida — pessoal, familiar ou profissional. 'Todos os dons que me destes com gratidão vos devolvo, disponde deles, Senhor, segundo a vossa vontade. Dai-me somente o vosso amor e a vossa graça; isso me basta, nada mais quero pedir.'"

Maritânia de Souza Silva

Chazinho "desentupidor"

INGREDIENTES

1 xícara de água
1 rodela de raiz de gengibre
bagas de uma semente de cardamomo

Modo de preparo

Ferva a água com o gengibre por 5 minutos; desligue o fogo e coloque o cardamomo. Deixe infundir por mais 5 minutos.

DICA: Agregue nutrientes e sabor adicionando ingredientes variados como canela, casca de cebola, cúrcuma, limão e hibisco.

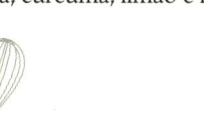

20.32 Desfragmentando...

- Palavras que pontualmente me inspiram no dia a dia: dedicação, autocrítica, realização, amor, introspecção, reflexão, liberdade, escolhas, experiência, esperança, emoção, ética, harmonia, fé, instinto, não necessariamente nessa ordem.

- Pensando no exercício da medicina, existe a aptidão natural de cada um, mas adquirir conhecimento e prática requer treinamento e perseverança, dedicação e abdicação

- Viver uma vida sem rótulos... Como não rotular? Estamos sempre buscando títulos, experiências e novos aprendizados.

- Aprender a lidar com as emoções, com a esperança e com a fé. Essa é uma nobre missão!

- O médico é respeitado por muitos, mas são tantas as cobranças, e constantemente ele é induzido a fazer escolhas. Liberdade para escolher: Qual o tratamento ideal? Qual a prioridade? Como investigar esta doença? E para isso são necessários conhecimento, razão, equilíbrio!

- É preciso ser sensata, ética, na busca de melhores opções para o benefício do paciente; às vezes, essas escolhas nos conduzem a um caminho de sofrimento, e isso deve ser refletido... Só posso fazer o possível. Como lidar com as limitações humanas quando todos esperam o melhor sempre?

- Acredito que as escolhas que fazemos ao longo da nossa vida podem nos levar a diversos caminhos. Estarmos abertos às oportunidades que surgem, mesmo que sejam apenas para reforçar as nossas convicções, é gratificante.

- Diante de todas as incertezas da vida, a certeza do agora me conforta; sei que vou plantar algo e fazer um bem a alguém.

- Como descrever o valor de uma noite bem dormida após um dia acordada em plantão ou cuidando de alguém doente?

- Travo uma luta diária para manter o equilíbrio família, profissão e o meu eu. E, diante das dificuldades da vida, faço essa introspecção e uma autoanálise. Junto esses fragmentos e observo que me fortaleci. Edifiquei-me. Viver é muito mais que estar na superfície mansa de um lago."

Telma Florêncio

20.33 Destemperando a trilogia *compliance* x família x cozinha

O padrão de civilidade à mesa muito se aproxima da valorização do sabor como fator de distinção.

As múltiplas culturas trazem diferentes opções de produtos, mais domínios das formas de preparo, cozimento e aproveitamento dos alimentos e, é claro, como estes chegarão à mesa, serão apresentados e consumidos.

As regras de conduta à mesa são difundidas no interior da família, durante os momentos de sociabilidade, pelo papel da mãe na função de educadora, no sentido de disseminar costumes, aculturar sua família, explicar e não impor, convencer delicadamente e não punir.

É no cotidiano das refeições domésticas que se acredita ser a ocasião em que essas regras de conduta e outras regras de comportamento, respeito ao indivíduo, devem ser colocadas em prática e os hábitos alimentares devem ser transmitidos.

A utilização dos utensílios de mesa é, entre outras, uma demonstração da teatralidade que passa a envolver o ato de comer, uma vez que esses objetos pressupõem um aprendizado específico e certa desenvoltura para ser usados de maneira adequada.

A mesa torna-se, então, o pretexto para um ritual e, sobretudo, uma oportunidade para demonstração de sociabilidade e transmissão de hábitos alimentares.

Talvez mais do que em outros setores da vida em sociedade, comer em companhia — comensalidade propriamente dita - exige um código de posturas ou de conduta.

O preparo dos alimentos, principalmente se houver participação familiar, cada qual com sua missão, proporciona a integração, o desenvolvimento de habilidades, trabalho em equipe, e seu produto pode ser muito gratificante. A culinária é efetivamente uma arte, particular em algumas de suas características, mas universal enquanto fator de distinção entre os seres humanos. Esse saber relaciona-se também a sentimentos, lembranças, pessoas e momentos de suas vidas.

É nesta trilogia destemperada que aproveito poucos momentos em que todos estão disponíveis para transmitir ao João (16) e à Carol (13), meus amados filhos, as regras de conduta à mesa, a sociabilização, os sabores e saberes. E meu marido, José Eduardo, no meio dessa confusão, ainda fala que a minha comida é a melhor que existe. Sei que ele gostaria de saboreá-la mais vezes, não é por falta de merecimento, mas sim por falta de tempo mesmo.

Há dúvidas de que a conexão dessa trilogia *compliance* x família x cozinha possa resultar algo diferente de afeto, carinho e amor?

Sem perceber, finalizando este texto, concluí que fiz *compliance* por quase toda a minha vida, não só nesses últimos 22 anos de profissão no mercado financeiro.

Rosi Vuolo

20.34 Desazedando

"Várias coisas podem azedar meu dia. No trabalho, em casa, no relacionamento familiar, com amigos, mas tento sempre pensar como se fosse um mantra 'faça do limão uma limonada'. E nenhum outro evento mudou tanto minha perspectiva sobre isso como a maternidade.

Lembro que, no início do relacionamento com meu marido, eu, paulistana, ficava descontrolada quando ele, paraibano, me chamava de 'rapaz', expressão muito usual na Paraíba (devo confessar que ele também detestava ser chamado de 'meu', gíria local).

Depois da maternidade, ser chamada de 'rapaz' já não surtia o efeito de antes, e eu passei a achar graça da história. Em compensação, o descontrole vinha com toda a força com qualquer assunto relacionado ao nosso filho. Meu marido me perguntava se eu 'queria ajuda'.

Sinceramente, ninguém me contou e eu não li em nenhum dos vários livros que me indicaram sobre a maternidade que, com a confirmação da gravidez, eu também receberia o título 'faça você mesma'.

Essa pergunta me faz sentir responsável exclusiva pelo filho que eu e ele decidimos ter, pelo menos por enquanto, nos seus primeiros anos de vida; dá a entender que o cuidado com os filhos continua a ser atribuição da mulher, embora eu racionalmente saiba que essa não é a intenção de quem questiona. Não me surpreende que em pleno século XXI, na era da pós-modernidade, com avanços na conquista por igualdade de gêneros, vivencio um capítulo de 'duelo dos sexos'. Mas, felizmente, entre erros e acertos, vamos seguindo, destemperando para temperar e adoçar nossas vidas."

Virgínia Bartholomei

20.35 Desacelerando... a vida precisa de pausas

"De todos os chamados que a cozinha me faz, a hora do café quentinho, exalando cheiro de pausa e de cuidado, é a que mais me atrai. Herança da minha infância, do tempo em que acompanhava minha tia nos afazeres de casa e no cuidado com quatro homens que dependiam muito dela. A hora do lanche, com pão molhado no café fumegante, era o momento em que ela conseguia olhar para si mesma e respirar. Era ali, naqueles instantes diante da mesa posta com bolo de farinha e ovos, pão francês e café cheiroso, que ela desconstruía a mãe enérgica, a esposa generosa e a dona de casa prestativa. Era ali que eu, atenta em minha meninice, aprendia a cuidar mais de mim.

Eu gostava do sabor e do ritual, mas o que me dava mais alegria era ver aquela mulher se despindo da pressa rotineira e curtindo a própria companhia. Em sua simplicidade, ela me ensinava a buscar momentos de calmaria e consolo em meio ao caos diário.

O ato de sentar-se à mesa para saborear um bom café é uma declaração de amor que fazemos a nós mesmos. É uma forma de nos acariciarmos e de aprovarmos nossa própria companhia, sem precisar de mais ninguém.

Preste atenção à sua volta. Estão todos tão ocupados, tão distantes de si mesmos, correndo tanto, exercendo papéis demais, cumprindo prazos e exigências demais... e pouco respeitando a si mesmos. É hora de colocar a toalha na mesa e de servir um bom café. Hora de partir o pão com a mão e de mergulhar nos vapores da xícara acolhedora. Hora de respirar fundo e de mastigar devagar. Hora de perceber a urgência de desconstruir-se para enfim ser mais feliz.

A vida necessita de pausas. De momentos em que o bule cheio de café fresquinho nos convida a sentar e enfim desacelerar. De ocasiões em que é necessário colocar uma toalha bordada na mesa e convidar a nós mesmos para o chá. De porcelana bonita nos chamando para jantar. De sobremesa simples adoçando nosso paladar.

É preciso aprender a se gostar. Aprender a descosturar as bainhas que nos atam ao que é supérfluo e costurar novos remendos, que nos autorizam uma existência de respeito e de amor-próprio.

Já não cabem mais desculpas. A água na fervura anuncia que é hora de coar o café. As nuvens escuras apressam a retirada das roupas no varal. E o cansaço pelo descuido consigo mesmo diz que é hora de desacelerar e se desconstruir.

É momento de acenar em despedida àquilo que nos ensinaram que era primordial, mas que nem sempre nos agradava. Ao excesso de zelo, à vontade de controlar tudo, à ansiedade de dar conta de todas as funções. Ninguém nos contou que não é possível agradar a todos, e, nessa busca incansável pela perfeição, nos perdemos de nós mesmos.

É chegada a hora de retornar. De tornar possível o amparo às incompletudes, insignificâncias e imperfeições. De aceitar os próprios limites e afrouxar a competência. De sentar-se à mesa e servir-se com carinho um bom café. De pausar a tarde, os pensamentos, cobranças e exigências. De enfim perceber que a vida pode ser contada de uma forma mais simples, mais silenciosa e bem mais amorosa..."

Fabíola Simões

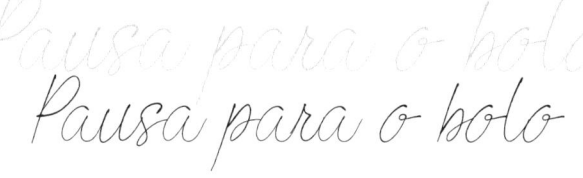

Pausa para o bolo

INGREDIENTES

250 g de biomassa de banana verde

5 ovos

5 colheres (sopa) de cacau em pó

5 colheres (sopa) de açúcar demerara pulverizado (ver p. 102, nota 4)

2 colheres (sopa) de fermento em pó caseiro (ver receita na p. 46)

Modo de preparo

No liquidificador, bata os ovos e a biomassa por 5 minutos; a massa deve ficar bem lisa e homogênea. Num *bowl*, misture cacau e açúcar, despeje a mistura de ovos e biomassa, mexa bem e acrescente o fermento. Misture. Leve ao forno em forma untada por 30 minutos.

20.36 Desfecho

"Todos os textos, com suas peculiaridades, nos mostram como é importante estarmos atentas às necessidades físicas e psíquicas de nosso corpo e de nossa família.

O que mais me chamou atenção foi o desafio enfrentado por todas em diversos momentos de suas vidas. E em todos os casos a alimentação teve papel preponderante — tanto na mudança quanto na felicidade pós-mudança.

Vemos como é difícil mudar hábitos... O que quer dizer isso? Por que é tão difícil assim mudar hábitos, sobretudo os alimentares? Talvez queira dizer que temos de nos DESAPEGAR daquilo que conhecemos para nos permitir conhecer e criar novas emoções, novas ligações e novas associações — e o novo às vezes assusta, pois, como o 'novo não tem passado, porque é novo', parece que não temos a que nos agarrarmos, em que nos reconhecermos, e isso assusta...

Mas a coragem e o desejo de dar o melhor a nós e aos nossos queridos nos faz correr ferozmente ao encontro daquilo que sabiamente percebemos que nos fará sentir melhor fisicamente e talvez, acima de tudo, emocionalmente.

É difícil mesmo mudar, em todos os sentidos. Entretanto, a 'pós-mudança' nos prova que somos capazes de experimentar novidades promissoras e superar aqueles obstáculos que pareciam absurdamente impossíveis e difíceis de ser superados. Como encontramos nesta 'coletânea de destemperos', explorar, mudar, conseguir e melhorar, nos leva de volta à nossa essência, e muitas vezes 'àquela essência' que nem sabíamos que tínhamos, mas que estava lá, pronta para ser descoberta e vivida, como quando cortamos o cabelo, não como um ato superficial e sem sentido, mas como algo que, ao ser feito, nos permite revelar, pela nova aparência — revelamos especialmente a nós mesmas —, o melhor de nós neste momento. Sim, pois 'no balanço das horas tudo pode mudar', e a vida muda rápido e sempre. Por esse motivo, entre outros, é tão importante nos permitirmos ampliar nossa visão, arregaçar as mangas e desentupir, destemperar, desenterrar das profundezas da alma aquela força e esperança que nos faz querer cuidar tão bem de nossos amores — o próprio e o alheio."

Doutora Patrícia Spada

21
Homem também destempera...

Meu nome é Rodrigo Joaquim, sou marido da autora, segundo homem a escrever um texto neste livro predominantemente escrito por mulheres. Vejam que responsabilidade a minha, aceitar este desafio, já que o outro homem é o meu querido amigo padre Gilson, homem sábio, preparado e capacitado, que certamente abrilhantou esta obra com sua sensibilidade sobre os destemperos da vida...

Bastante diferente de mim, que durante muito tempo não tive capacidade para entender, nem coragem para admitir que homem que é homem também destempera.

Para explicar melhor o que efetivamente mudou na minha óptica, é preciso voltar no tempo...

Sou filho único, perdi meu pai quando tinha um ano de idade, nasci na cidade de Bezerros, agreste pernambucano, mais precisamente em uma fazenda, onde, para ajudar minha mãe, trabalhava nos afazeres do campo desde os 11 anos. Dessa forma me tornei homem feito e, de maneira precoce, assumi responsabilidades. Adquiri uma postura destemida, segura, e, porque simplesmente me defendia sozinho das inocentes brigas de escola e peladas de futebol, entre outros motivos, já me diferenciava dos amigos que sempre me elegiam o líder da turma, em qualquer situação.

Cresci, estudei, me mudei, me formei, comecei a trabalhar numa grande empresa, e vieram responsabilidades ainda maiores. O que para muitos era um pavor, para mim era encarado com naturalidade. Mantendo a humildade, sem esquecer minhas raízes do campo, mas também aguçando sempre o espírito desbravador e explorando da melhor forma o natural recurso de liderança, conquistei uma meteórica carreira. Em poucos anos me tornei, de estagiário, diretor de empresa, passando por diversas áreas e funções, sempre focado, dedicado e colocando a carreira acima de qualquer coisa.

Talvez, por isso, nunca sequer eu tenha admitido a possibilidade de me casar. Isso significava parar, estacionar de alguma forma, então era melhor extravasar, aproveitar a vida de maneira intensa, sem amarras, sem fronteiras, sempre em frente.

Às vezes acontecem coisas na vida que nos fazem refletir. No meu caso, de maneira nada convencional, tive três filhas com três mulheres diferentes. Estes pelo menos foram os meus três maiores momentos de reflexão. Mas isso é outra história... quando eu for falar dos meus três maiores tesouros.

O fato é que sempre me senti imbatível, intocável, incapaz de DESacelerar. Conheci minha esposa no trabalho, ambos atuávamos na mesma empresa. Andávamos na mesma velocidade, foi a sintonia perfeita; logo estávamos trabalhando no mesmo departamento. Fomos transferidos juntos para uma filial no estado de São Paulo. O ritmo, que já era veloz, ficou alucinante. Não paramos nem quando ela engravidou.

Nasceu minha terceira filha. Como eu nunca tinha sido casado, nem convivido com as mães das minhas primeiras filhas, fui de fato pai de primeira viagem. E, logicamente, na grande maioria dos casos, o pai de primeira viagem acredita que a responsabilidade de cuidar da criança é só da mãe; afinal, ela está de licença-maternidade e você continua trabalhando. Portanto, quando dá, de vez em quando, você (o pai) ajuda e ainda quer reconhecimento por isso. Comigo não foi diferente, talvez ainda pior, pois o meu ritmo frenético continuava cada vez mais intenso... A filha cresceu, a esposa voltou a trabalhar e a vida seguiu na mesma velocidade: trabalho, viagens, clientes, metas...

Até que um dia, por circunstâncias do mercado, decidimos sair da empresa e montar nosso próprio negócio com mais dois amigos, dos quais nos tornamos sócios. Coube a mim mais uma vez, escolhido por eles, a liderança do negócio, do qual, apesar do excesso de planejamento, não tínhamos experiência como empresários. Seria impossível prever tantas mudanças no mercado em tão pouco tempo, e começamos a divergir muito nas opiniões sobre nossas estratégias operacionais. Os conflitos eram constantes e, como resultado, o negócio não estava bem.

Eu e minha esposa não tínhamos mais jantares de sábado à noite, era literalmente reunião de negócios. A relação próxima dificultava a administração das divergências; isso virou uma ameaça ao negócio e à nossa vida pessoal. O ritmo feroz, com constantes conflitos, a sociedade com dois amigos e com minha esposa, somados à minha postura do "cara imbatível", eram "nitroglicerina pura".

A essa altura minha esposa já havia descoberto uma intolerância à lactose e outras sensibilidades alimentares; desenvolveu psoríase e iniciava uma DESaceleração do ritmo, uma busca por mais qualidade de vida. Eu ainda me encontrava no esquema de cobranças e de conflitos pelo sucesso nos negócios.

Porém, o que o "cara imbatível" não esperava no meio desse "turbilhão" era a notícia de uma diverticulite, motivada principalmente pelo estresse e pela má alimentação.

Foram três crises em um período curto, até a decisão da cirurgia delicada que durou cerca de quatro horas e meia. Antes, porém, no intervalo entre uma crise e outra, a reflexão foi profunda. Pensei sobre o que eu estava fazendo com minha vida, o que de fato interessava, o desgaste com meus sócios, com a esposa; na distância das minhas filhas, da minha mãe, dos meus amigos. Momentos antes de entrar no centro cirúrgico, passou pela minha cabeça a possibilidade de não voltar da cirurgia. E se eu não voltasse? E tudo que deixei de fazer, os momentos em que me privei de viver com minha família, com meus amigos e principalmente comigo mesmo. Tantas vezes que deixei de fazer algo que me daria prazer porque a velocidade não me deixava parar. Inúmeras vezes, Tathy tentou me ajudar a DESacelerar e eu, insensível, não permiti. Minha mãe, minhas filhas, meus amigos tentaram chamar minha atenção. Mas eu, com a minha história de vida, de carreira profissional, de personalidade forte, de raízes do campo, de filho único sem pai, que precisou se virar sozinho... sempre achei que tinha de ser do meu jeito.

De repente eu estava ali, destemperando no bloco cirúrgico... Naquele instante, prometi a Deus que, se eu voltasse da cirurgia, seria um sujeito melhor. Melhor para mim mesmo, menos intenso e mais efetivo, buscando mais qualidade do que quantidade... Se eu voltasse, voltaria literalmente destemperado!

E lá se foi um pedaço de 30 centímetros de intestino retirados na cirurgia e, com ele, um velho Rodrigo. Graça a Deus, a recuperação foi em tempo recorde, segundo Mara Rita Salum, minha médica e anjo da guarda. E recorde também foi minha intensa procura por viver melhor.

A receita é fácil; difícil é admitir que precisamos melhorar e depois ter a atitude de mudar e a disciplina de manter. Firme, segui o conselho de outro padre amigo, monsenhor Paulo, que uma vez me disse: "Sob qualquer circunstância precisamos ter paciência, fé e atitude, necessariamente nessa ordem".

Atualmente, além de aderir, apoio a causa assumida pela minha esposa na defesa dos hábitos saudáveis, estou muito mais próximo da família e dos amigos, nosso negócio vive o melhor momento, mesmo na contramão da crise. Continuo liderando processos pessoais e profissionais, porém, de maneira infinitamente mais equilibrada, e, acreditem, muito mais assertiva e com melhores resultados.

Sinceramente, não precisei me reinventar para me reencontrar na vida, apenas admiti que homem também DEStempera...

Rodrigo Joaquim

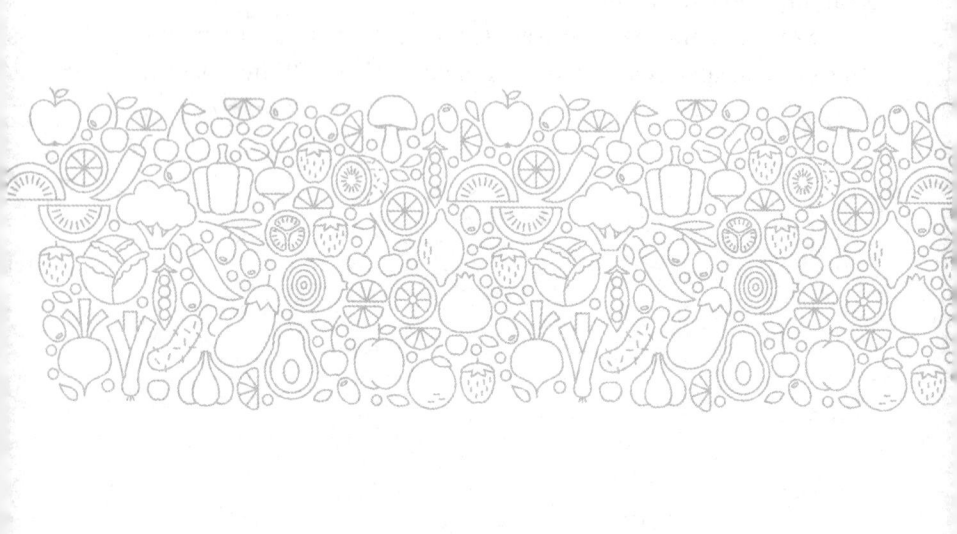

22
Temperando...

Antes da meia-noite, vestida com roupa de viver...
Uma voz: "Ficou muito salgado, apimentado demais, não dá nem para comer!".
Como assim? Falha grave! Passei do ponto do sal. Ah, meus excessos! Correria... Risoto de volta ao fogão... Calor, aflição, *des*andou, *des*espero... Respirei. Pausa. Desacelerei. Usei o que tinha em mãos: "sapatinho de cristal". Água, melaço de cana, banana da terra; destemperei temperando... Nove minutos... Sem pressa. E algo novo surgiu... Um risoto com sabor de infância, bucólico e primaveril. Hoje talvez levasse nota de comida fina, poderia entrar até num festival *fusion food*, em que se mistura num mesmo preparo ingredientes de várias culinárias, mas se percebe cada sabor desmisturado: amargo, azedo, doce. Mas não desejava o pódio de "comida nota DEZ", queria apenas harmonizar e desfrutar do momento.

Só eu sabia dos bastidores, agora você também sabe, mas só eu senti. Senti a agonia de falhar, salgar, desagradar. Deu trabalho DEStemperar, mas fiquei com o sabor de criar **algo novo**, que me remeteu a **algo antigo** e agradável.

Nutrida pela voz interior — "Faz parte!" —, servi o jantar. Sem culpa. Com emoção. Refeição harmonizada, azeitada de boas memórias, bons afetos; temperada pela liberdade de errar e de acertar. Desfrutei.

Os comensais (eu e Rodrigo) degustaram com apreço, saíram vários *hum*.... Já a Maria Clara, não lhe agrada o sabor agridoce.

— Mãe, faz uma omelete, por favor!

Em menos de dez minutos:

— Mãe, a melhor omelete que você já fez, a melhor omelete da minha vida!

— E olhe que nem coloquei sal. Quer um pouco?

— Não precisa, mãe. Pra mim, está "no ponto"!

Omelete "A felicidade está no ponto"

INGREDIENTES

2 ovos orgânicos

1 colher (café) de cúrcuma em pó e pimenta-do-reino moída na hora

sal marinho a gosto – na *falta*, usei o sal de ervas

Recheio: meia xícara de tomate, cebola, cheiro-verde e alho-poró picados.

Modo de preparo

Bata com garfo os ovos e os temperos. Unte uma frigideira antiaderente, fogo baixo, coloque o ovo batido. Deixe firmar e doure os dois lados. Agregue o recheio e feche. Sirva regado por um bom azeite extravirgem e polvilhado com sementes de girassol (opcional).

Faltou sal

Essa "falta" já não me assusta. Acolho-a aqui dentro como uma velha conhecida. Sirvo-lhe bolo, biscoitinho "quero mais" e café coado. Descortino e abro janelas. Brisa suave entra na sala... Cheiro bom se espalhando. Desponta o sol. Quero ver o que tem além. Abro a porta e vou com tudo que me compõe... O salgado, o doce, o azedo, o amargo.

Surpresa. Colheita na terra em transformação...

Folhas e frutos, temperos, ervas... Flores... Chuva de ouro. Colheita. Degustação.

Nem vimos o tempo passar...

Depois de tudo isso, dormi o sono dos justos...

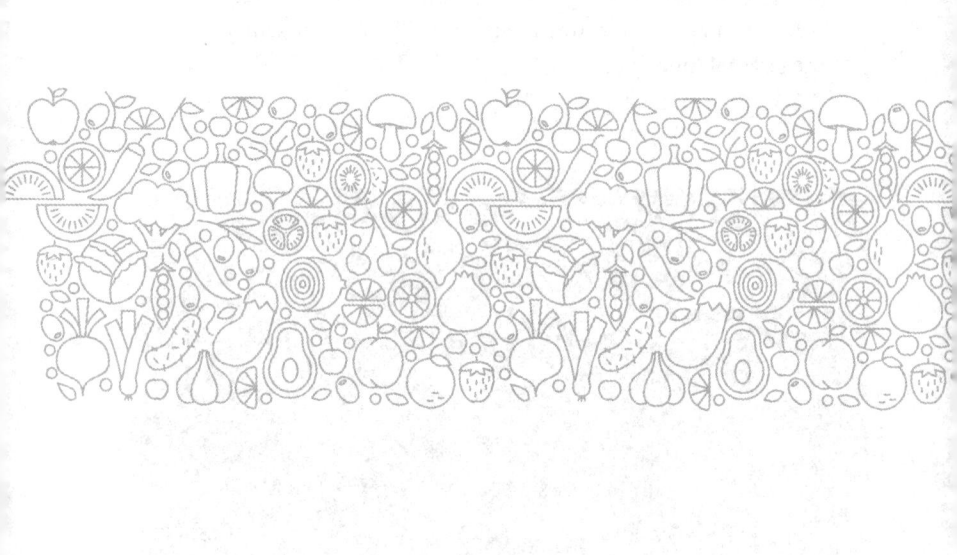

Referências bibliográficas

ABREU, A. P. de. *Vó Leninha em o aniversário de Isabela*. Rio de Janeiro: Viajante do Tempo, 2015.
ALVES, R. *Ostra feliz não faz pérola*. 2. ed. São Paulo: Planeta, 2014.
ANZIEU, D. *O eu-pele*. São Paulo: Casa do Psicólogo, 1989.
AZEVEDO, E. de. *Alimentos orgânicos. Ampliando os conceitos e saúde humana, ambiental e social*. São Paulo: Senac, 2012.
AZEVEDO, Francisco. *O arroz de Palma*. 12. ed. Rio de Janeiro: Record, 2015.
BALINT, M. *A falha básica*. Porto Alegre: Artes Médicas, 1993.
BION, W. R. Theory of Thinking. *The International Journal of Psycho-Analysis*, 43 (1962) 306-310.
BORTOLOTTO, L. A.; MALACHIAS, M. V. B. Atualização no diagnóstico e tratamento das principais causas de hipertensão secundária. In: *Rev. Bras. Hipertens.*, vol. 18 (2): 47 (46-66), 2011.
CYPEL, S. *Fundamentos do desenvolvimento infantil. Da gestação aos 3 anos*. São Paulo: Fundação Maria Cecília Souto Vidigal, 2011.

DIAS, H. Z. J. et al. Relações visíveis entre pele e psiquismo. Um entendimento psicanalítico. *Psic. Clin.*, Rio de Janeiro, v. 19, n. 2 (2007) 23-34.

ENDERS, G. *O discreto charme do intestino. Tudo sobre um órgão maravilhoso.* São Paulo: WMF Martins Fontes, 2015.

FERENZI, S. O desenvolvimento do sentido de realidade e seus estágios. In: _____. *Obras completas (Psicanálise 2).* São Paulo: Martins Fontes, 1992.

FONTES, I. A ternura tátil. O corpo na origem do psiquismo. *Psychê*, São Paulo, v. 10, n. 17 (2006) 109-120.

FREUD, S. *As pulsões e seus destinos.* Rio de Janeiro: Imago, 1987, 37-162.

GOTSCH, E. *O paraíso é o lugar onde você cumpre a sua função e é feliz por cumprir sua função.* Disponível em: < http://agendagotsch.com/pt/ernst>. Acesso em: 28 ago. 2017.

HO, M. W. *et al.* Gene Technology and Gene Ecology of Infectious Deseases. *Microbial Ecology in Health and Disease,* Estocolmo, 10 (1) 1998.

LIMA, C. M.; MENDES, D. R. G. Efeitos nocivos causados por bebidas industrializadas. *Revista de Divulgação Científica Sena Aires*, n. 2, jul./dez. 2013, 165-177.

LISPECTOR, C. *Perto do coração selvagem.* Rio de Janeiro: Rocco, 1998.

_____. *A Palavra Usurpada.* Rio Grande do Sul: EDIPUCR, 2003.

MAGIEZI, Z. *Sobre a liberdade de quebrar espelhos.* Disponível em: <https://umsofa.com.br/2016/10/10/sobre-a-liberdade-de-quebrar-espelhos>. Acesso em: 28 ago. 2017.

MAKRIDAKIS, Spyros; DINICOLANTON, James J. Hypertension: empirical evidence and implications in 2014. *The British Medical Journal. Open Heart,* Published by the BMJ Publishing Group Limited. Accepted May 28, 2014.

MATHIÚS, L. A.; MONTANHOLI, C. H. S. Aspectos atuais da intolerância à lactose. *Rev. Odontol. Araçatuba (Online)*, v. 37, n. 1, jan./abr. 2016, 46-52.

MCDOUGALL, J. et al. *Corpo e História — IV encontro psicanalítico D'Aix-En-Provence.* São Paulo: Casa do Psicólogo, 2000, 9-46.

MELO, F. de. *Quem me roubou de mim?* São Paulo: Planeta do Brasil, 2013.

MORAES, R. E. M. *No caminho da alimentação viva.* 2001. Disponível em: <https://pt.scribd.com/document/53332754/NO-CAMINHO-DA-ALIMENTACAO-VIVA-Revisado>. Acesso em: 28 ago. 2017.

M. P.; L. A. J.; G. F. *O mundo inundado de açúcar.* Bloomberg. Ediciones El País. São Paulo, 27 mar. 2015. Disponível em: https://brasil.elpais.com/brasil/2015/03/24/economia/1427187838_040365.html. Acesso em: 14 mar. 2017.

Nutrigenética, Alimentação Funcional, Saúde, Bem-Estar e Qualidade de Vida. Disponível em: <http://www.telomero.com.br/secao/home/766/nutricao-e-genetica>. Acesso em: 30 ago. 2017.

PAPA FRANCISCO. *Carta encíclica Laudato Si' – Louvado sejas.* São Paulo: Loyola, 2015.

_____. *Querido Papa Francisco – O Papa responde às cartas de crianças do mundo todo.* São Paulo: Loyola, 2016.

PASSOS, F. O coco. *Revista Vegetarianos,* n. 125, mar. 2017, 26-40.

PERLMUTTER, D. *A dieta da mente.* São Paulo: Paralela, 2014.

RAPLEY, G.; MURKETT, T. *Baby-led Weaning. Helping your baby to love good food.* Hopkins, MN: Vermilion, 2008.

SAVIOLI, G. *Tudo posso, mas nem tudo me convém.* São Paulo: Loyola, 2015.

_____. *Alimente bem suas emoções.* São Paulo: Loyola, 2014a.

_____. *Escolhas e Impactos.* São Paulo: Loyola, 2014b.

_____. *Desafio do bem – 30 dias.* São Paulo: Loyola, 2016.

SIMÕES, F. *Máscaras de oxigênio cairão sobre suas cabeças.* Disponível em: <http://www.asomadetodosafetos.com/2016/03/mascaras-de-oxigenio-cairao-sobre-suas-cabecas>. Acesso em: 28 ago. 2017.

SPADA, P. V. *Obesidade infantil. Aspectos emocionais e vínculo mãe/filho.* Rio de Janeiro: Revinter, 2005.

VASSILIEF, I. Resíduos de agrotóxicos e piretroides nos alimentos e sua relação com doenças no homem. *Anais do Simpósio Brasileiro de Agropecuária Ecológica e Saúde Humana,* Rio de Janeiro: UFF, 2000.

WHO Technical Report Series. "Diet, nutrition and the prevention of chronic disease"; Report of a Joint WHO/FAO Expert

Consultation; World Health Organization. Genebra, 2003. Disponível em: http://www.who.int/dietphysicalactivity/publications/trs916/en/. Acesso em: 14 mar. 2017.

WILLIAMS R. J. *Biochemical Individuality. The basis for the genetotrophic concept*. Nova Iorque: Health and Fitness, 1988.

WINNICOTT, D. W. *Da pediatria à psicanálise. Obras escolhidas*. Rio de Janeiro: Imago, 2000.

ZIMERMAN, D. E. *Bion. Da teoria à prática: uma leitura didática*. Porto Alegre: Artes Médicas, 1995.

Biscoitinho Quero Mais
(o "mais" que agrega)[1]

Lembro-me bem do cheiro, do formato irregular... Ela fazia para os netos e colocava numa latinha. Lembro-me bem do sabor. Sabor de uma avó generosa, afetuosa. Recentemente me invadiu o desejo de voltar a abrir a lata e desfrutar do que aquelas mãos, já enrugadas, amorosamente produziam. Busquei a receita. Queria apresentar esse pedacinho de vovó Tatinha para a Maria Clara. Mas não havia registros, apenas recordações... Era crocante, com aroma de manteiga e de um doce na medida de querer mais. Após várias tentativas, céu e terra unem-se. Recriei. Afinação...

> ... *Som de memória*, mas também de um *mundo novo que se constrói* e que ecoa de forma profunda e instigante na essência...
>
> *Novo ou Antigo?*
> *Novo e Antigo!*

INGREDIENTES

1 xícara de fécula de batata
meia xícara de açúcar demerara
100 g de manteiga *ghee*
2 colheres (sopa) de farinha de linhaça
1 pitada de sal marinho

Modo de preparo

Misture tudo com as mãos até formar uma massa homogênea. Se for necessário, agregue 1 colher (sopa) de água para chegar à textura ideal, uma massinha que não grude. Molde no formato desejado e leve ao forno por 15 minutos.

---

1   Ver p. 31, nota 1.

Ficará bem crocante após esfriar. Armazene em potes de vidro. Vidro? Não era na latinha? "Antigamente" era lata, plástico, hoje vidro é uma opção atualizada, sustentável. Guardo nele um conteúdo também atualizado, integrado. Dentro do "pote de vidro" o sabor é de "Quero Mais"! O "mais" que agrega, que conecta Novo e Antigo. E consuma com moderação!

Uma editora sempre **conectada com você!**

Quer saber mais sobre as novidades e os lançamentos, participar de promoções exclusivas, mandar sugestões e ficar por dentro de tudo o que acontece em Edições Loyola? É fácil! Basta fazer parte das nossas redes sociais e visitar nosso *site*:

- facebook.com/edicoesloyola
- twitter.com/edicoesloyola
- youtube.com/edicoesloyola
- issuu.com/edicoesloyola
- www.loyola.com.br

Receba também nossa *newsletter* semanal!
Cadastre-se em nosso *site* ou envie um *e-mail* para:
marketing@loyola.com.br

Edições Loyola

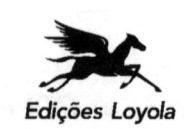

editoração impressão acabamento
rua 1822 n° 341
04216-000 são paulo sp
T 55 11 3385 8500/8501 • 2063 4275
www.loyola.com.br